瞑想メソッドで始めるメンタル強化法

もう"左脳"に振り回されない

枡田智

大和出版

枡田マジックをあなたに

枡田さんは、言葉になる前の自然で繊細な感覚を、正しく言葉にできる魔術師みたいな人です。

大きくひらいた心を持っていて、そのたたずまいはヒトというよりも、しなやかな樹。一緒に森に行くと風景に溶け込んでしまって、みんな彼を見失うんです。

本当は妖精か何かじゃないかな。

そして、その在りようのまま、苦しい人に寄り添って、大切なことを教えることができる稀有な先生でもあります。

枡田さんにしか言語化できない何かが、この本で輝いています。

ネドじゅん

はじめに

感覚が目覚めれば、見える世界が変わる

みなさん、こんにちは！

森林療法トレーナー、マインドフルネス指導者の枡田智（ますだあきら）と申します。

みなさんは毎日をどんな気分ですごしていますか？

ウツウツ、イライラにとらわれていませんか？

私は長年、重い憂うつ感に悩まされていました。そのことはのちほど詳しくお話しますが、私だけでなく、現代を生きる多くの方々が、生きづらさをかかえていると思います。

▼不安感、憂うつ感、イライラ
▼頭がゴチャゴチャする
▼何か足りない、欠乏感がある
▼がんばっているのに空回りしてしまう

などなど……。

いったいなぜでしょうか？

その原因は、意識の使い方にあります。
現代人の頭の中は、いつも思考でいっぱいです。一方で、自分が感じる感覚は無視し、抑え込むクセがあります。思考と感覚のバランスが崩れているのです。その状態が、生きづらさを生み出します。

そこを修正できれば、生きづらさから脱出できるのです。
私はあるキッカケから、長年苦しんだ憂うつ感から脱出することができました。

その時私がやったのは、思考から感覚に意識をシフトさせ、意識のバランスを修正することでした。

憂うつ感から脱出できた私は、似たような生きづらさをかかえる人たちにも、同じように脱出してもらいたいと考えました。そのために、自分の脱出体験を分析し整理して、メソッド化しようと考えました。

近い技術である「森林療法」や「マインドフルネス瞑想」を学び、それらも参考にして、数年間かけてメソッドとして完成させました。

このようなメソッドは、どうしても感覚的であいまいなものになりがちです。教える本人は感覚的にわかっているけれど、それをハッキリと言語化できない。教わる側はハッキリと理解できない。だから変化が起こらない。

しかし、このメソッドは少し違います。私の内面の感覚を、極めて具体的に詳細に言語化しています。ここまでハッキリと言語化したメソッドは、他にないと思います。

今ではそのメソッドを講座として教えています。全国各地から泊りがけで受講に来る方がいるほどの、人気講座になっています。

このメソッドを教えると、勘のいい人はすぐに同じことができてしまいます。思考から解放され、感覚が目覚め、見える世界が変わっていくのです。

▼思考が減り、深い静けさと幸福感がわいてきて、これまでどれほど窮屈でもったいない意識の使い方で生きてきたかがわかりました（40代／女性）

▼受講後、ネガティブな思考にのまれにくくなりました。ささいなことで幸せを感じられるようになり、集中力が高まり、ヒラメキも増えました（40代／女性）

▼あらゆる感覚にリアリティが増し、生き生きした世界にいることを実感し、心が開かれ、安心感を覚えました（50代／女性）

このような声を、紹介しきれないほどたくさんいただいています。

みなさんも同じ体験ができるように、この本でしっかり方法をお伝えしていきます。専門用語は使わず、簡単な言葉で説明しますので、すんなり理解できるはずです。

それでは、はじめていきましょう！

もう〝左脳〟に振り回されない　目次

Part 1 あなたがつらいのは左脳が強すぎるから

3

左脳と右脳——「考える私」と「感じる私」……49

Part 2 右脳モードに意識を変える4つのステップ

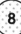

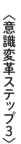

Part 3 右脳モードを日常に活かす方法

本文デザイン――齋藤知恵子（sacco）
イラスト――――オオノマサフミ
ＤＴＰ・図版―――青木佐和子

Part
1

あなたがつらいのは
左脳が強すぎるから

1 20年続いた憂うつ感・不安感から3日で脱出！

かなり早い頃、だいたい15歳頃から、私は原因不明の憂うつ感に悩まされるようになりました。何か特別なきっかけがあったわけではありません。ただ漠然とした憂うつ感、不安感が消えないのです。

まだ未来ある少年なのに、「この先の人生、もう何も楽しいことはないだろうな」というあきらめ感のようなものが、心の中にありました。

そう聞くと、特別不幸な環境で育ったのだろう、と思われるかもしれませんが、そういうわけではありませんでした。普通に学校に通い、友人もいて、両親もいて、外から見れば普通に暮らしているように見えたでしょう。

しかし、友人たちと遊んだり、ゲームをしたり、部活動に励んだりしていても、どこか虚しく、楽しさが感じられませんでした。そして、未来に対する漠然とした不安感を、いつもかかえていました。

「ずっと楽しさが感じられなかった」

大学生になっても、その状況は変わりませんでした。大学に行けば楽しくなるのではないか、という淡い期待がありましたが、そうはなりませんでした。大学の授業は難しすぎてついていけず、早々に興味を失ってしまいました。友人もいたのですが、話していても楽しいとは思えず、何も心は通っていないように感じていました。

その当時は、同級生たちに限らず、どこで誰と話しても、ただ表面的なことを、表面的に話しているだけで虚しい、と感じていました。実際に目の前にいる人と話しているのに、まるで知らない人同士の会話を遠くからながめているような、現実感の薄さがありました。

また、旅行に行ったり、食事をしたり、スポーツをしたりしても、どこか現実感が薄く、楽しさを感じられませんでした。

なぜ、こんなことになってしまったのだろう――鬱々とした日々

現実感が薄いにもかかわらず、不安感や憂うつ感といったネガティブな感情は、ずっしりと重く心にのしかかっていました。

来週のテストでちゃんと点を取れるのだろうか？
単位を落としてしまわないだろうか？
先週、実験の授業でミスをして、みんなに迷惑をかけてしまった。先生にもあきれられてしまった。なぜ自分はうまくできないんだろう。昔からそうだ。人と一緒に作業をすると必ずミスして、みんなに迷惑をかけてしまう。

せっかく都内の華やかな大学に入学したのに、恋人どころか異性の友人もまった

くできていない。同性の友人も少ない。サークル活動もやらず、飲み会にも参加せず、鬱々《うつうつ》とした日々を送っている。なぜこんなことになってしまったんだろう。他のみんなは楽しそうに大学生活を送っているのに。

こんなひどい状況を変えたいけれど、行動する気になれない。学校に通うだけで精一杯で、新しいことに挑戦する気力がない。こんな無気力なダメ人間が、この先まともに生きていけるはずがない。

このような不安や後悔が、いつも頭の中をグルグルと巡っていました。

現実感が薄く、何をやっても感動がないかわりに、未来の不安や過去の後悔ばかりが頭の中にあふれ、意識を埋め尽くしていました。

不安や後悔、青春を謳歌《おうか》する同級生たちへの嫉妬心、行動できないもどかしさ、そういった苦しさに耐えるために、感情を押し殺し、無感動を装い、いつもつまらなそうにしていました。

当然、そんな人間には話しかけづらいでしょうから、私はさらに孤立し、苦しくなっていきました。

就職するとサザエさん症候群!?

そんな暗黒の大学生活を数年送り、なんとか卒業しました。運よく就職もできたのですが、状況はまったく変わりませんでした。それどころか、ますますひどくなっていきました。

メーカーの研究開発職をしていたのですが、当然、学生時代よりもやるべきことがたくさんあります。ますます不安や後悔は増えていきました。

あの仕事を明日までにやらなければならない。できるのだろうか?
明日の会議ではうまく説明できるだろうか?
昨日も仕事でやらかしてしまった。明らかに自分は仕事ができない。このままでは、この先とてもやっていけそうにない。

こういった不安や後悔は、学生時代の何倍にも膨れ上がっていきました。

あまりにも不安や後悔が多すぎて、その海で溺れているような気分でした。本当に息ができない感覚でした。

週末には、一瞬だけホッとして、水面から顔を出して息をすることができましたが、日曜の午後になると、もう不安になってきます。月曜になったら、また海に潜っていかなければなりません。本当に、一呼吸しかできていない感覚でした。

あまりにも苦しい。何かおかしい。絶対におかしい。

そう感じていました。

同僚や友人たちと仕事の話をすると、みんな苦労はしながらも、それなりに納得し、折り合いをつけて生きているように見えました。私にはそれが信じられませんでした。

あまりに苦しいので、

自分はなぜ生きてるんだろう？　早く人生終わらないかな……。

他のみんなは、いったい何が楽しくて生きているんだろう？

と、いつも疑問に思っていました。

そんな状態が続き、もうここから抜け出すことはできそうにないと、半ばあきらめかけていました。

奇跡の脳――脳卒中で満たされたもの

ところが30代になってから、あることがきっかけで、わずか3日でそこから抜け出すことができたのです。そのきっかけは、たった一冊の本を読んだことでした。

それは、脳科学者ジル・ボルト・テイラー博士の『奇跡の脳』（新潮文庫）という本でした。そこには、私の人生を根本から変えてしまう、驚くべき出来事が書かれていたのです。

著者のテイラー博士は、ハーバード大学で脳科学を研究する科学者でした。しかし37歳のある朝、突然脳卒中に襲われます。自宅に一人でいる時に倒れたため、助けを呼ぶこともできず、死の危険に直面します。

しかしその時、博士はそれまでに感じたことのないような、深い安らぎと幸福感に満たされたそうなのです。

博士の頭の中から、**思考がすべて消えていました**。

頭の中から過去や未来が消え、**時間そのものが消えていました**。それにともない、あらゆる人生の苦しみが、すべて消えてしまったのです。

そして、自分が気体のように空間に広がり、世界とひとつになっている、と感じました。それは**究極の安らぎであり、究極の幸せ**だったそうです。

一見、信じがたいオカルトな話に聞こえます。しかし、脳卒中から回復した博士は、その体験を脳科学的に解説してくれています。

「左脳が止まると幸せになれる」

博士が倒れた時、左脳で出血が起き、左脳の機能がほとんど停止しました。一方で、右脳はまったく無傷でした。

博士によると、左脳は**論理的な思考**を担当する脳なのだそうです。モノゴトを論理的に整理し、言語化し、理解する働きをしています。

この働きは、私たちが社会で生きていくために必要です。例えば、仕事や遊びの段取りを決め、計画を立てるのも、この働きです。学問や技術を勉強して身につけるのも、この働きです。

一方で、右脳は**感覚的な処理**を担当しています。論理や言葉を使わず、感覚的にモノゴトをとらえます。

例えば、景色をながめて美しさを感じたり、音楽を聞いて感動したり、お気に入りの場所でホッと安らいだり、などです。その美しさや感動、安らぎを、言葉で論理的に説明することはできませんが、右脳はそういった感覚を感じているのです。

脳卒中により、博士の左脳が作る「論理的思考」が停止しました。同時に、無傷だった右脳の感覚が目覚めました。

すると、あらゆる人生の苦しみが消え、究極の安らぎが訪れたのです。

そのことから博士は、

「**左脳が苦しみを生み、右脳が安らぎを生む**」

と言っています。

【仕事に必要不可欠な論理的思考力】

この話を聞いた時、私は自分の苦しみの正体が、ようやくわかった気がしました。

私は昔からとても理屈っぽい性格でした。仕事はメーカーの研究開発職で、常に論理的思考が求められました。

例えば、ある製品を開発する場合、どのような部品を使って、どのように作ればよいのかを詳しく想定し、綿密に計画する必要があります。

論理的に考えたことを、文章や図にして、多くのメンバーに説明します。細かく正確に、論理的な矛盾なく説明できなければ、開発を進めることはできません。どこか一か所でも矛盾点や不正確な点があると、厳しく追及されます。

「○○の場合はこうする、××の場合はこうする」というように、あらゆるパターンを想定し、抜け漏れがないよう、矛盾点がないように、考え抜いて開発を進めなければなりません。

頭の中は、常にそういった思考でいっぱいでした。論理的な思考力が、仕事のスキルに直結していたため、

「もっともっと論理的思考力を高めないといけない！」

と、ずっと思っていました。

「これで苦しみから解放されるかもしれない！」

しかし『奇跡の脳』を読んで、ようやくわかったのです。自分を苦しめていたのは、この「論理的思考」ではないだろうか？

つまり、「論理的思考（左脳）」が強すぎて「感覚（右脳）」が抑え込まれ、それが苦しみを生んでいるのではないか？　と思ったのです。

私は「論理的思考こそが最も大切だ」という価値観で長年すごしていたため、年をとればとるほど、どんどん理屈っぽくなっていきました。それにつれて、苦しみもどんどん深くなっていったのです。

この強すぎる「思考（左脳）」を静め、「感覚（右脳）」を目覚めさせれば、苦しみから解放されるかもしれない！

……けど、どうすればいいのだろう。自分から脳卒中になるわけにもいかないし。

私は、脳卒中にならずにテイラー博士の境地を再現できないか、考え続けました。

すると、20年ほど前の古い記憶がよみがえりました。

「思考沈静・感覚優位」の作り方

群馬を旅行した時のことです。

泊まった旅館のすぐそばに山があり、一人で散歩がてら、その山道を登っていきました。周りには誰も人がおらず、静まりかえっていました。

登るにつれて道は深い森になっていき、辺りには霧が立ち込め、神秘的な空気がただよっていました。

「なんて美しくて気持ちのいい場所だろう」

するとその時、不思議な感覚を感じたのです。それは、森にやさしくつつまれ、溶け込んでいくような感覚でした。
その「森に溶け込むような感覚」。それはテイラー博士が体験した「世界とひとつになっている感覚」とよく似ているのでは？　そう思ったのです。

さらにもうひとつ、別の記憶を思い出しました。

数年前、美術館にサルバドール・ダリ展を見にいった時のことです。美術館でダリの絵をながめていると、奇妙な感覚を感じました。
美術館には2時間ほどいたのですが、それが普通の2時間よりもずっと長く感じられたのです。まるで時間がゆっくりと流れているかのようでした。
その不思議な時間の感覚は、テイラー博士の「頭から時間の流れが消えた体験」と近いのでは？

その2つの記憶についてしばらく考えていると、あるヒラメキが浮かびました。

人が自然や芸術にふれた時に感じる、美しさや心地よさの感覚、時間がゆっくりと流れるような感覚。

それは、テイラー博士の体験した「究極の安らぎの境地」「右脳が目覚めた境地」と、同じものなのではないか？　深さが違うだけで、よく似た現象なのではないか？

人が自然や芸術にふれ、その美しさを深く感じている時、おそらく思考は静まり、感覚優位になっているはずです。美しさに感動しながら、思考がグルグルとフル回転、ということはあまりないでしょう。

それは、**左脳（思考）が静まり、右脳（感覚）が活性化している状態**だといえるはずです。

だとすると、それをもっと深めていけば、テイラー博士と同じ状態になれるのではないか？

それには、**自然や芸術など美しいものにふれ、思考を使わず、感覚でひたすら深**

く感じればいいはずだ。そうに違いない。

こうして私は生まれ変わった

その仮説を確かめるため、私は近所の美術館に出かけていきました。そして、できるだけ頭を使わず、思考を使わず、感覚で絵をながめました。

その絵がいつ描かれたのか、どんな意味があるのか、そういうことはいっさい気にしません。

まるで景色をながめるように、頭を空っぽにして、絵の雰囲気、空気感を肌で感じ取ります。気に入った絵を、30分くらいながめ続けました。

次に、近所の自然公園の森に出かけていきました。そして、森を感覚でひたすら感じます。

葉っぱの色、質感、風で木が揺れ、ざわめく様子。川の音、水面に広がる波紋。青い空、流れる雲、太陽の光。

五感を総動員して、感覚で自然を感じます。植物の名前などは、いっさい気にしません。名前は思考（左脳）がつけるものだからです。

なるべく思考（左脳）を使わず、ただ森を感覚（右脳）で感じます。それをひたすら続けます。一日5時間くらいやりました。それを3日ほど続けたところ、私の意識に変化が起こったのです。

すぐにわかったのが、見え方の変化です。目に映る景色が、やけに細かく、やけに鮮明に見えるのです。

葉っぱや木の表面の質感、色の鮮やかさ。森の静けさ、空気感、空の青さ、太陽の輝き。すべてがとてつもなく深く、クリアに感じられます。

世界がとてもリアルなのです。生々しく、美しく、生き生きとしています。例えるなら、白黒のアナログテレビが、4Kのカラーテレビになったかのようです。

まるで、今まで自分を覆っていた硬い殻が割れて、急に視界が開け、目の前にリアルな世界が現れたようでした。

「本物の世界に戻ってきたんだ！」

そう感じました。

そして、ごく自然に、当たり前のように「自分と世界はひとつだ」と感じていました。なぜなら、草や木を見ると、それが私の中に生えているように感じられるからです。空の雲を見ると、それは私の中に浮かんでいます。風がふけば、風が私の中を通り抜けていきます。すべてが私の中にありました。

まるで体が透明になり、森とひとつになっているようでした。

さあ、思考の殻から抜け出そう

20年間いつも私を悩ませていた、不安や焦り、憂うつ感、そういったものは、どこかに消えてしまいました。ただ木々のざわめきを感じ、空の青さを感じ、風を感じているだけで、すべてが完璧に満たされていました。

そして、その感覚は、はじめてのものではありませんでした。昔は知っていたのです。小さな子供の頃は、確かにこの感覚を知っていました。しかし、成長して思考が強くなるにつれ、だんだんと忘れていったのです。鮮やかだった世界は、だんだんと灰色になっていきました。

そして、思考で硬い殻を作り、自分で自分を閉じ込めました。その殻の中で、不安で憂うつで楽しいことなど何もない、と思って生きてきました。

その苦しみをどうにかしようと、私はますます思考を強くしていきました。もっと思考力を高め、能力を高めれば、苦しみから抜け出せるはずだ、と。

しかし、抜け出すことはできませんでした。当たり前です。思考で作った殻から、思考で抜け出せるわけがありません。**思考を使った努力は、殻をさらに硬く、頑丈にするだけ**でした。

そういうことだったのか！

なんだ、なんだ、そういうことだったのか！

バカバカしくて笑えてきます。この美しい世界は、元からすぐそばにあったんです。数十年ぶりに、その世界に戻ってきたんです。

その日以来、私を悩ませていた慢性的な不安感、憂うつ感はどこかにいってしまいました。すべてが変わりました。生きることは、美しく豊かで、楽しいものになったのです。

2 生きづらさの根本原因

そもそも、なぜ私たちは生きづらさを感じ、苦しむのでしょうか？

それがわかっていないと、いくらがんばっても苦しみから抜けられません。抜けられないどころか、まったく逆方向に突っ走り、よけい苦しくなってしまうこともあります。

だから、最初にそこをしっかり理解しておくことが、とても大事です。

現代人の**生きづらさの原因の多くは「思考が強すぎること」**です。思考が強く、それにガチガチにとらわれてしまっているのです。

では、なぜ思考が強すぎると苦しいのでしょうか？　その仕組みを「動物の本能」から考えてみます。

逃げても逃げても不安は消えない

動物は身に危険が迫ると不安や恐怖、怒りなどを感じます。すると普通は、「逃げるか戦うか」どちらかの反応をします。

これは「闘争・逃走反応」と呼ばれる本能的なものです。恐怖や怒りを感じると、心拍が速くなり呼吸が荒くなり、体は緊張し戦闘態勢に入ります。逃げるか戦うかの準備をしているんです。

もともと恐怖や怒りは、逃げるか戦うかするために、本能的に起こるものなんです。

人間も身に危険が迫ると不安や恐怖、怒りを感じます。これは動物と同じです。しかし人間と動物が違うのは、「人間は頭がよすぎる」ところです。人間は頭がよすぎるので、実際に身に危険が迫っていなくても、不安や恐怖を感じてしまうのです。

どういうことかというと、人間はその賢い頭を使って、まだ起きていない未来の危険を予測したり、出来事にネガティブな意味づけをしたりします。

例えば、一か月後に新しい上司が赴任してくるとします。その上司は、どうやら厳しい人らしいです。

すると「大丈夫かな？」「へまやって怒られるんじゃないかな？」と不安になってしまいます。実際はまだその上司は来ていないし、実際に怒られたわけではないのに、それを予測しただけで不安が起きるのです。

厄介なことに、このような不安はなかなか解消できません。実際にその上司が目の前にいるわけではないので、対応しようがないからです。

不安だからといって、その場から走って逃げたとしても、何も意味がありません。まだその不安の対象は、目の前にはないからです。もちろん、戦って倒すなんて解決策もとれません。

人は実際に身に危険が迫ってなくても不安や恐怖を感じる

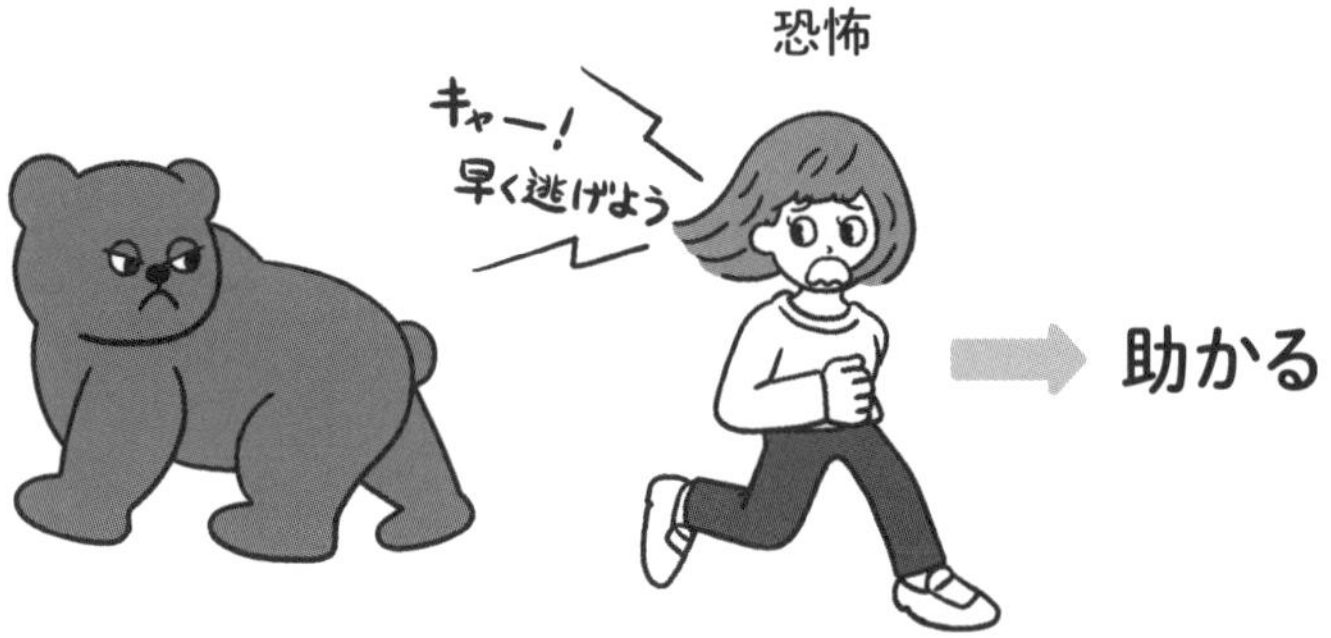
恐怖
キャー！
早く逃げよう
助かる

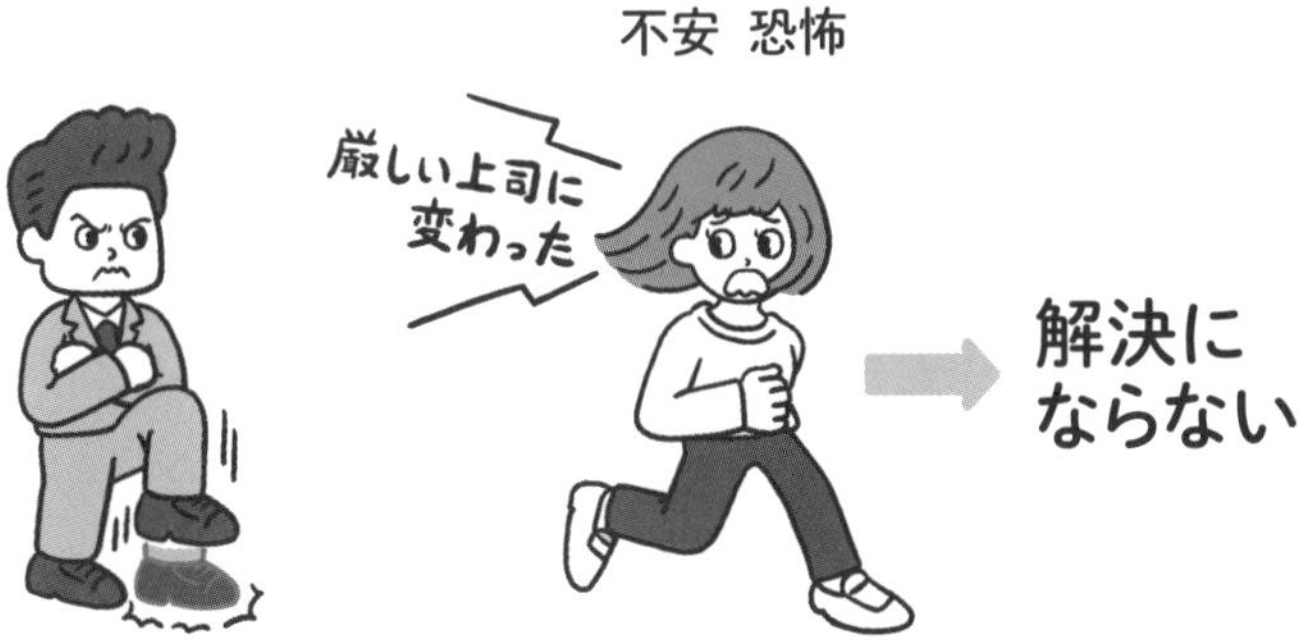
不安 恐怖
厳しい上司に変わった
解決にならない

その不安は、本能的な闘争・逃走反応で対処することができないのです。

言葉で説明できないことの大切さ

人間は、その賢い左脳を使って、動物とは比べものにならないほど詳しく未来を予測します。そして、実際に危険が迫っていなくても、その予測に対して危険を感じてしまい、不安や恐怖が起こります。

予測は自分の頭の中にあるので、走っても逃げることはできませんし、戦って倒すこともできません。

解消できないんです。だから、いつまでもだらだらと残ってしまいます。それが慢性的な不安感、憂うつ感を引き起こします。

人間は頭がよすぎるので、過剰に予測や意味づけをしてしまいます。頭の中の思考が強ければ強いほど、予測や意味づけも強くなり、感じる不安や恐怖も強くなります。

私たちの社会は、思考重視な社会です。頭で考えることが、何よりも大事だと教えられます。一方で、感覚は軽く扱われます。

「言葉でハッキリと説明できない感覚に惑わされるな」

「あいまいな感覚は無視して、頭でよく考えるべきだ」

「感覚よりも思考に従うべきだ」

そう言われます。

例えば、食べ物でも本でもなんでもいいのですが、何かを選んで買った時、

「なんでそれを選んだの？　なんでそれが欲しいの？」

と聞かれることがあると思います。

特に、自分のお金を持っていない子供時代は、よく聞かれます。もしその時、

「言葉で説明できないけれど、なんとなく欲しいからだよ」

と答えたら、納得してもらえないと思います。きっと、

「そんないい加減なことではいけない。その程度ならそれほど欲しいわけじゃないんだね」

と言われてしまうでしょう。

しかし、本来「好き」とか「欲しい」というのは、感覚的なものです。頭で考えて、理由をしっかり決めてから、好きになるわけではありません。

ところが、それでは納得してもらえないので、何をするにも理由を頭で考え、言葉で説明しなければいけない、と思うようになります。それどころか、理由を説明できないなら、その気持ちや感覚は不要なものなのだ、とすら思うようになります。

思考が減れば自然と幸福になる

現代社会では、何かを決めたり、行動したりする時はいつでも、なぜそうするのか、する意味はあるのか、どんな段取りでやるのか、本当にできるのか、などを言葉で説明するよう求められます。

そして、説明できなければ、取るに足らないこと、無視してもいいこと、として扱われるのです。

そのような体験を積み重ねていくうちに、私たちはどんどん感覚を無視し、思考を強くしていきます。自分の気持ちや感覚よりも、頭で考えたことが大事だと思うようになります。

そして、その強い思考でたくさんの予測や意味づけを行い、不安や禁止事項を頭の中で作り出し、それに縛られるようになります。

なぜそうするのか？　本当にそれでいいのか？

自分の決断は正しいのか？　理由は正当なのか？

もし失敗したらどうする？

ああなったらどうしよう？

こうしたほうがよかったのでは？

それはまるで、思考が作った硬い殻に閉じ込められた状態です。殻でガチガチに固められた状態では、幸せに生きることはできません。

その状態から抜け出すには、感覚に意識を向け、過剰に働く思考を静める必要があります。


思考と感覚は、シーソーのような関係になっています。一方が増えればもう一方は減ります。だから、思考を減らしたければ、感覚を増やすことです。感覚を増やせば勝手に思考は減ります。それが一番有効です。

思考が減れば、安らかさや幸福感を自然と感じられるようになります。がんばって作り出さなくても、自然に出てきます。人間の脳はそうできているんです。

3 左脳と右脳――「考える私」と「感じる私」

「意識を変化させる」といった話は、どうしてもわかりにくいです。しかし、脳の仕組みを理解しておくと、かなり見通しがよくなります。

その基本となる考え方が、左脳と右脳です。人の脳は左脳・右脳と呼ばれる2つの部分に分かれています。左脳と右脳には、それぞれ特徴があります。

ここでは、ジル・ボルト・テイラー博士の『奇跡の脳』の内容をベースに、左脳・右脳の特徴について、お話ししていきます。

【〈左脳が生み出すもの①〉境界線】

左脳はモノゴトを切り分け、境界を引く処理をします。

例えば、

「あなたと私は別の人間」

「昨日と今日は別の日」

「日本とアメリカは別の国」

というように、あらゆるモノゴトを分けていきます。


「自分」と「自分以外（外の世界）」を分けるのも左脳です。

私たちは、どこまでが自分で、どこからが外の世界かわかっていますよね。例えば地面に立っている時、どこまでが自分の足で、どこからが地面なのか、当然わかります。自分の足と地面の境目がわからない、なんてことにはなりません。

それは、左脳が自分と外の世界とを分けて、境界を引いてくれているからです。


『奇跡の脳』の著者テイラー博士は、脳卒中で倒れた時、「自分と外の世界を分ける境界が消え、世界とひとつになった」と語っています。

それはまるで、「アラジンと魔法のランプ」の魔人が、ランプから解放された時のようだったそうです。小さな肉体という縛りから解放され、大きな流れとなり、世界と混ざり合っていました。それはすばらしい解放感だったそうです。

この体験は、脳卒中でテイラー博士の左脳が停止し、左脳が引いていた自分と世界の境界が消えてしまったから、起こったといえます。「世界とひとつになった」なんていうと、一見怪しい神秘体験に聞こえますが、脳の働きから説明できてしまうのです。

〈左脳が生み出すもの②〉時間

左脳には「時間」の認識を作り出す機能もあります。左脳は出来事に時間の情報をくっつけて、時系列に並べる処理をしています。そして、過去から未来へ流れる「時間の流れ」を、頭の中に作り出しています。

例えば、ある日の朝、散歩中に近所の知り合いと、少し立ち話をしたとします。

お昼になり、家で焼きそばを作って食べました。夕方、近所のカフェに行ってコーヒーを飲みました。

この一日を振り返ると、知り合いと立ち話をした後に、焼きそばを食べて、その後コーヒーを飲んだ、という順番が当然わかりますよね。

実は、これが当たり前にわかるのは、左脳が出来事に時間の情報をくっつけ、時系列に並べてくれているからです。もし左脳が時間を処理してくれなかったら、どの出来事が前で、どの出来事が後なのか、わからなくなります。

左脳が停止すると、出来事の前後関係だけでなく、過去から未来に流れる時間の流れそのものが頭の中から消え、時間を認識できなくなります。

すると、過去や未来という概念も消え、頭の中は「今ココ」だけになります。今この瞬間に、見て聞いて感じていることが、すべてになるのです。

よく、マインドフルネスやヨガなどでは、「今ココを大切にしましょう」といいますよね。

それは、今ココを大切にすることで、時間を処理する左脳の働きが静まり楽になれる、ということなのでしょう。

〈左脳が生み出すもの③〉言葉

言葉をしゃべったり、理解したりするのも左脳です。人と話すだけではなく、頭の中で言葉を使って考えごとをするのも、左脳の機能です。

だから、左脳が停止すると、言葉を使って考えごとができなくなり、頭の中はシーンと静まりかえります。

「論理的に考える私」と「感覚的に感じる私」

まとめると、左脳は論理的な処理が得意な脳です。

言葉を理解したり、文章を作ったりするのも、論理的な処理です。論理がなければ、言葉を使うこともできません。

未来を予測するのも、論理的な処理です。時間を認識したり、出来事の前後関係を判断したりするのも、論理的な処理です。

コレとアレは一緒、コレとアレは別、というように、モノゴトを分類するのも論理的な処理です。

いわば**左脳は「論理的に考える私」**といえます。

一方で、右脳は感覚的です。細かくモノゴトを分けずに、全体をとらえます。雰囲気や空気感など、言葉にできない感覚を感じ取ります。

例えば、部屋の中をパッと見渡したとしますね。その時、左脳と右脳は違う働きをしています。

左脳は部屋にあるものひとつひとつを細かく見ます。机がある、椅子がある、カーテンがある、本棚がある、というように。ひとつひとつを分けてとらえ、言葉で名前をふっていきます。

右脳はもっと全体的に部屋を見ます。細かくひとつひとつをとらえたり、名前をつけたりはしません。ひとつの映像として、部屋全体をパッと見て、全体的な雰囲気や空気感を感じ取ります。

いわば**右脳は「感覚的に感じる私」**といえますね。

クヨクヨ、イライラが生じるカラクリ

左脳は「考える私」なので、思考でモノゴトを区別し、分離していきます。この働きが強いと、例えば、

「日本人とアメリカ人は違う」

「関西人と関東人は違う」

「A社の社員とB社の社員は違う」

というように、人々を区別し、分離する傾向が強まります。

そして最終的には「自分と他者は違う」というように、自分を周りから切り離し、孤立させていきます。

過去を振り返り、未来を予想するのも、左脳の働きです。この働きが強いと、過ぎたことをいつまでもクヨクヨと考え、後悔し、とらわれてしまいます。または、まだ来ていない未来のことを予想し、心配し、不安になってしまいます。

私たちが普段感じているさまざまなネガティブな感情、怒りや悲しみや不安なども、左脳の思考がもとになっている場合が多いです。

例えば、会社で自分が担当する業務について、同僚に「進め方を変えたほうがいい」とアドバイスされた時、怒りの感情が出てきたとします。この怒りの感情の背景には、

「見下されているのではないか」
「バカにされているのではないか」

という被害者的な思考や、

「こんなことではこの先、会社でやっていけないのではないか」

という未来のネガティブな予想など、さまざまな思考があり、それがもとになって怒りが出てきています。

右脳と左脳の役割

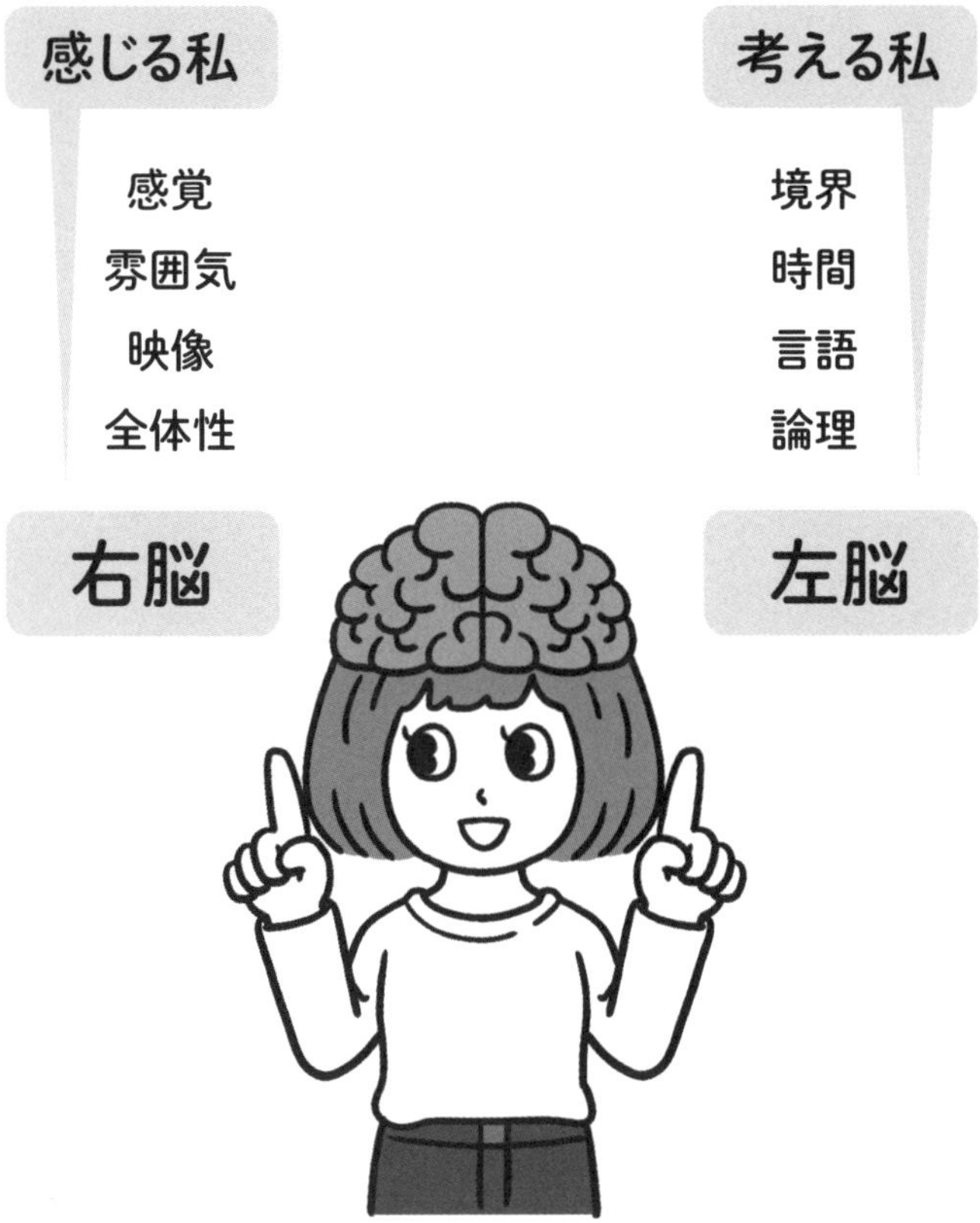
感じる私
感覚
雰囲気
映像
全体性
右脳
考える私
境界
時間
言語
論理
左脳

モノゴトを正しいか間違っているか、成功か失敗かで判断するのも、左脳の働きです。そして、あらゆるモノゴトを正しく、失敗のないようにコントロールしようとします。この働きが強すぎると、どうしても窮屈で苦しくなります。

私たちは左脳に縛られている

右脳の「感じる私」は、左脳ほどキッチリとしていません。もっとお気楽で自由です。理屈で考えるのではなく、感覚で感じます。モノゴトを細かく分けず、全体として見ています。雰囲気や空気感、静けさ、美しさなど、言葉で表現できないことを感じています。

普段私たちは、左脳の「考える私」が主役です。仕事でもプライベートでも、いつも左脳をたくさん使って、忙しく考えています。

一方で、右脳の「感じる私」はあまり目立ちません。裏方です。

現代社会では、なんとなく感じたこと、言語化できないことは、軽く見られます。感覚的なことは無視して、ちゃんと論理的に考えること、それが大事だとされています。

だからどうしても、左脳が過剰に働くようになります。

ところが「考える私」ばかり働いて、「感じる私」が無視されていると、私たちは、どうしても苦しくなってしまうんです。

「頭で考えた通りにコントロールしなければならない」
「計画的にキッチリとやらなければならない」
「これは正しい、これは間違っている」
「モノゴトはこうあるべきだ」

みなさんもわかりますよね？
こういう思考で頭がいっぱいだと、どんどん苦しくなります。不自由で、緊張していて、縛りつけられている感じがします。分離感、孤立感が強まります。ストレスがどんどんたまっていきます。

そして、言葉では表現できないけれど、確かに感じているさまざまなことが、すべてなかったことにされてしまいます。日々の生活で感じられる、さりげない心地よさや安らかさ、美しさなどの感覚が、すべて切り捨てられてしまいます。

そうなると、生きることがとても味気なく、つまらないものになってしまいます。その状態は、左脳の作った「思考の殻」に、閉じ込められている状態です。

右脳モードに切り替えていこう

テイラー博士は、脳卒中で左脳の「考える私」が止まり、「感じる私」が目覚め、思考の殻から解放されました。

そして、過去の後悔や未来の不安が消え、人生の苦しみすべてが消え去りました。ただ純粋に「今ココ」にいて、世界を感じるだけになったのです。

それは、究極の幸せの境地、究極の安らぎの境地だったのです。

いかがでしょうか?
私たちの頭の中には「考える私」と「感じる私」という、二人のキャラクターがいたんです。みなさんも、ちょっと意識してみてください。今、どちらの私が働いているのかなって。

「感じる私」のほうは、あまり目立たないかもしれません。言葉で表現できず記録にも残らないので、つい無視されてしまいますが、本当はいつもいて、いつも何かを感じています。

この本でご紹介するのは、「考える私」に偏りすぎた現代人の意識を「感じる私」に切り替えていく方法です。「左脳モード」を「右脳モード」に切り替えていくのです。

4 右脳優位であなたはこんなに変わる

これまで、左脳過剰によって苦しみが生まれる、という説明してきました。このチャプターでは、右脳優位、感覚優位になると、日々の生活がどのように変わっていくのか、人生にどんなメリットがあるのかを、具体的に説明していきたいと思います。

〈右脳に切り替わるメリット①〉ストレス消滅

思考過剰がおさまると、ストレスが激減し、楽に生きられるようになります。なぜそうなるかというと、私たちの悩み、苦しみ、ストレスは、ほとんどが思考によって作られているからです。思考で過去を振り返り後悔し、未来を予想して不安になり、出来事にネガティブな意味づけをして苦しんでいます。

そのため、思考が減ればストレスも減ります。単純計算で、思考が半分になれば、ストレスも半分になります。

また、右脳優位になると、意識は過去や未来ではなく、今ココに集中するようになります。

普段、私たちがアレコレ思い悩んでいる時は、意識は今ココではなく、過去か未来に飛んでいます。今ココで、まさに目の前で起きていることに、リアルタイムに思い悩む、ということはほとんどありません。驚いたりあわてたりはするかもしれませんが、思い悩むのは難しいのです。

そのため、意識が今ココにあれば、ほとんど悩むことはなくなります。すると、ストレスもなくなっていきます。

〈右脳に切り替わるメリット②〉集中力アップ

右脳優位になると、集中力が上がります。集中力が低い時は、今ココでやっていることから、すぐに別のことに意識がそれてしまいます。例えば、今料理をしているのに、明日の予定について考えてしまうと、料理に集中できていない、ということになります。今ココの料理ではなく、未来についての思考に意識がそれているということです。

右脳優位になると、意識が今ココに定着するようになるので、今ココで料理をしているなら、料理に意識が向き続け、他のことにそれなくなります。今ココで本を読んでいるなら、本に意識が向き続けます。本を読みながら、明日の予定を考えて、本の内容がまったく入ってこない、なんてことにはなりません。

集中力がアップすれば、仕事でも勉強でも趣味でも、より効率よく取り組み、成果を上げることができるでしょう。

〈右脳に切り替わるメリット③〉直感力アップ

右脳優位になると、直観やヒラメキが起きやすくなります。直感やヒラメキが起こるためには、頭の中にスペースが必要です。頭の中が思考でいっぱいになっていると、直感やヒラメキが起こるスペースがありません。思考を静め、頭の中にスペースを作ると、そのスペースに直感やヒラメキが起こってきます。

みなさんもこんな経験がありませんか？　机の前で頭を使って考えていても、何もよいアイデアが浮かばなかったけれど、考えるのをやめて散歩していたら、急によいアイデアがひらめいた、という経験。

これは、机の前で頭を思考でいっぱいにしていたら、ヒラメキは起きなかったけれど、考えるのをやめて、散歩しながら頭にスペースを作ったら、ヒラメキが起きた、ということです。

右脳優位になると、頭の中にスペースができるため、直観やヒラメキが起きやすくなるのです。

［〈右脳に切り替わるメリット④〉感性が磨かれる］

右脳優位になると、景色がとても美しく見えたり、絵画などの芸術作品がよりすばらしく見えたり、食事がより美味しく感じられたりします。モノゴトがより深く豊かに感じられるようになります。

なぜそうなるかというと、例えば景色を見ている時、左脳過剰だと、景色を見ながらアレコレ別のことを考えています。意識の多くの部分が、景色を見ることではなく、関係のない思考に使われています。

すると、景色を見ているようで、あまり見ていない状態になります。上の空、心ここにあらず状態です。景色を見ることに、十分に意識を使えていないのです。それだと、景色を見ても臨場感や美しさを十分に感じられません。

右脳優位になると、関係のない思考に邪魔されず、景色を見ることに100パーセントの意識を使うことができます。すると、景色がより鮮明に見え、深く感じられ、十分に臨場感や美しさを感じられるのです。

【幸せの体感いろいろ】

このように、右脳優位になるとストレスが減るだけでなく、世界が深く豊かに感じられ、幸福感が増します。マイナスの要素（ストレス）が減り、プラスの要素（幸福感）が増えるのです。

ここで、私の講座を受講し、右脳優位な意識で幸せを体感された方たちの体験談をいくつかご紹介させていただきます。

Y・Mさん：女性

今まで、自分が感じることを無視し、思考で自分を傷つけていたことがわかりました。受講後は、不安な思考が減っています。集中力も高まり、ヒラメキも増えたように思います。日常のささいなことで感動し、幸せな気持ちになることも増えました。

T・Nさん：女性

とにかく感覚が冴えてきます。非言語的な部分が養われ、物事を深く洞察し、表現する力がついたように思います。仕事でコーチングをやっているのですが、クライアントとのセッション中に、より深い対話ができるようになった気がします。

A・Rさん：女性

以前は、家でくつろいでいる時も、その後の予定や、やらなきゃいけないことを考えてしまい、心を休めることができませんでした。

受講後は、思考が静かになり、今この瞬間をただ感じることができるようになり、おかげで、家でくつろぐ時のすごし方が変わりました。コーヒーを味わったり、風にそよぐ木の葉の音を聴いたり、空を眺めたり。目の前のものをただ味わう、ということが、こんなにも豊かで幸せなことなんだ、と感じています。心が今ココで落ち着いている時間が増え、何もしてなくても、幸せだなぁ、と感じることが増えてきました。

そのおかげで、一日の大半を占めていた考えごとの時間が減り、目の前に心を向けられる時間が増えてきて、それがとても幸せです。

M・Nさん：女性

自分本来の感覚が呼び覚まされるようでした。視界がクリアになり、木の幹や葉っぱの大きさや色や形、質感、聞こえてくる水の音色や鳥のさえずりが、体に染みわたる感覚。あらゆる感覚のリアリティが増し、生き生きとした世界にいることを実感し、心が開かれ、安心感を覚えました。それは、思考から離れた「今ココ」の安心感で、単なるリラックスとは違うものでした。

T・Tさん：男性

とてもすがすがしい気分になりました。これが右脳優位な状態なんだ、とわかります。感覚に意識が向き、視野が広がり、思考が出てきません。

森の中で、感覚に意識を向け、自然を味わいながら、川のせせらぎ、木が風で揺れる様子、太陽の光に照らされる景色などを、じっくり観察していたら、感動がこみあげてきました。

Part
2

右脳モードに意識を変える4つのステップ

5

この4つのステップで右脳モードに切り替わる

ここまでご紹介したように、私は意識を右脳モードに切り替えて、長年の苦しみから脱出しました。その後、私は何人かの友人にやり方を説明し、ぜひやってみるようにすすめました。

「すごいからやってみなよ！」

しかし、同じ体験をする人は現れませんでした。

みんな同じ体験をするだろうと思っていたのですが、そうはいかなかったのです。

「なぜこんな単純なことができないのだろう？」

私としては、それほど難しいことをやったつもりはありませんでした。簡単にいえば「自然の中で感覚に意識を向ける」だけです。とても単純です。ところが、自然の豊かな場所に行っても、みんなは同じ体験ができないようなのです。

しかも、友人たちができないだけでなく、自分でも体験を再現できないことがありました。同じ森に出かけて、同じようにやっても、できないことがあるのです。

「これはいったいどういうことだろう？」

「できる時とできない時の違いはなんだろう？」

疑問に思い、何度も森に出かけていき、自分の感覚をよく観察して分析してみました。

すると、ある時わかってしまいました。右脳モードに切り替えるには、「あるコツ」があったのです。

確かに、自然が好きで、私よりずっと多く自然にふれている人は、世の中にいくらでもいます。しかし、その人たちがみんな、同じ体験をするるわけではありません。きっとそれは「あるコツ」を知らないからでしょう。

このステップでうまくいく

こういった話は、どうしても抽象的になってしまい、なかなか伝わりません。「自然の中で感覚を感じましょう！」だけでは、みんなできなかったのです。

しかし、私は「あるコツ」を発見したおかげで、かなり具体的にやり方を教えられるようになりました。

すると、私と同じ体験をする人が、どんどん出てきたのです。

「世界の見え方が変わった！」

「思考が減り、深い静けさと幸福感がわいてきた！」

「今まで思考で自分を縛っていたことに気づけた！」

そして、多くの人たちに教えていく中で、どんどん洗練されていき、最終的に4

つのステップとしてまとめることができました。それがこれからお話しする「意識変革4つのステップ」です。

◯意識変革4つのステップ

①リラックスして感覚を受け取る
②体内感覚と体外世界の連動を知る
③体が透明になる
④実践・自然を感じる

今まで講座に参加された多くの方が、この4つのステップを実践し、変化を感じることができています。みなさんもきっとできるはずです。

それでは、次からその4つのステップを、具体的に説明していきます！

ステップ 3　体が透明になる

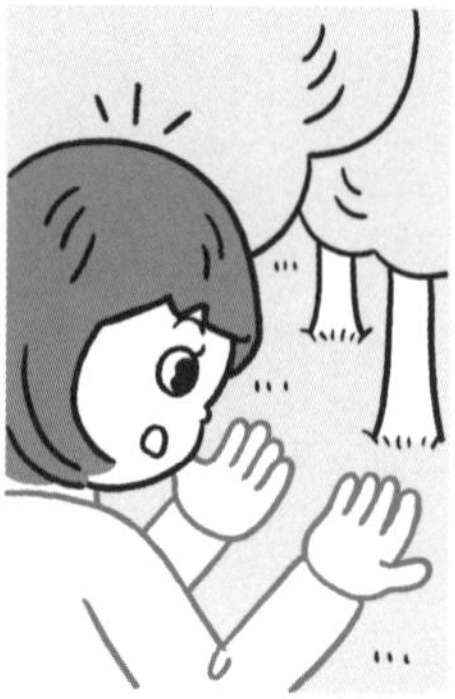

右脳モードに切り替わると、面白いことに、自分の体の境界が薄くなり、自分が透明になったかのように感じられます。

ステップ 4　実践・自然を感じる

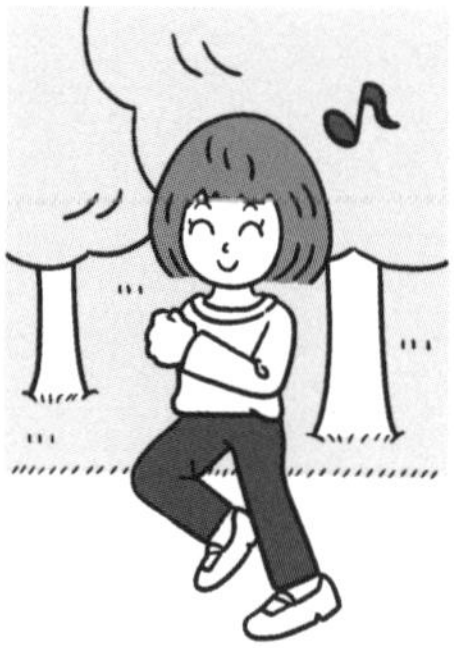

最後に、実際に森に行った時に、どのように森を感じていくのかを、細かい注意点も含め具体的に学びます。

意識変革4つのステップ

ステップ1　リラックスして感覚を受け取る

感覚を深くしっかりと感じることが、すべての基本です。しかし、感覚を感じるにもコツがいります。そのコツを学びます。

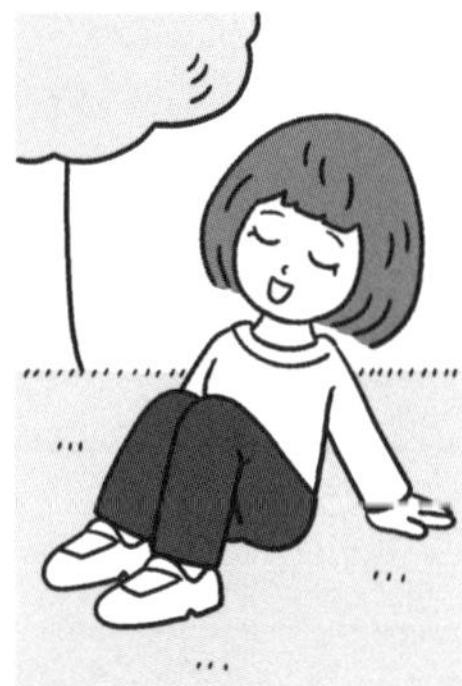

ステップ2　体内感覚と体外世界の連動を知る

感覚をしっかり感じられると、自分の内側と外側の世界が連動し、つながっていることがわかってきます。それが実感できると、意識に変化が起きます。

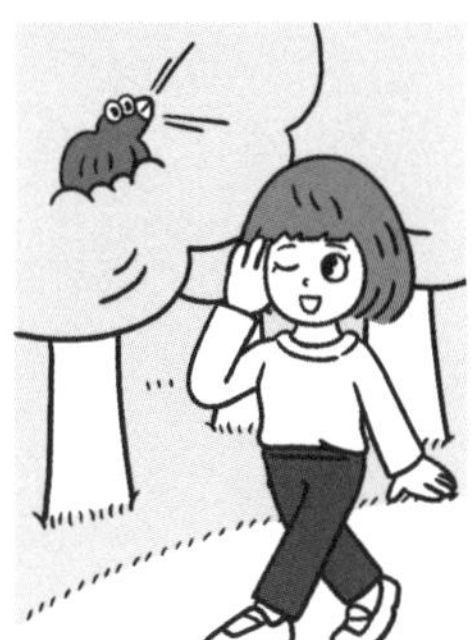

6 感覚を深く感じよう〈意識変革ステップ1〉

ステップ1は「**リラックスして感覚を受け取る**」です。ここでは「感覚の感じ方」について説明していきます。

意識を変化させるには、「感覚を深く感じる」ことが大事です。視覚や聴覚や身体感覚などの五感を、深くしっかりと感じるのです。

瞑想やヨガなどのさまざまなメソッドでも、同じことがいわれます。あらゆるメソッドにおいて「感覚を深く感じる」ことは、とても大切です。

しかし、ただ「感覚を深く感じる」といわれても、はじめはピンと来ないかもしれません。ここでは、そのコツをいくつかお話ししていきます。

［大切なのはがんばらずに受け取ること］

感覚を深くしっかり感じようとすると、多くの人は感覚を「取りにいこう」とし、無意識にがんばってしまいます。

例えば、目の前にある花をしっかり見ようとすると、目や眉間に力が入ったり、姿勢が前のめりになったり、息が浅くなったりしがちです。無意識に体と心が緊張し、固くなってしまいます。

しかし、本来感覚というものは、そんなにがんばらなくても、勝手に入ってくるものです。

例えば、見ようとがんばらなくても、目の前を猫が横切れば、その姿が勝手に見えます。聞こうとがんばらなくても、通りを救急車が通れば、そのサイレン音が勝手に聞こえてきます。感じようとがんばらなくても、友人に肩を叩かれれば、その感触が感じられます。

このように、がんばって取りにいこうとしなくても、感覚は自然と入ってきます。逆に、がんばって感じようと力んでしまうと、空回りしてなかなか入ってきません。

なるべくがんばらずに、力を抜いてリラックスし、対象に意識をそっと向けてやる。感覚が入ってくるのを待つ。そんなイメージです。

例えば、花を見る場合、楽に呼吸しながらリラックスして、視線を花にそっと向けます。すると花が自然と見えてきます。見るために使う力は、最小限でいいんです。自分から花に向かっていくのではなく、花のほうから自分に向かってやってくる。そんなイメージです。

「ずっとつかまえておこうとする必要はない」

また、感覚を深く感じようとすると、感覚をガッチリつかんで維持しようとして、力んでしまうこともよくあります。

花を見た時、視線を動かさないようにガッチリと固定し、ジーッと見続け、その映像を記憶に焼きつけようとするような見方です。

これもちょっと力みすぎです。しっかり見るといっても、視線をガッチリと固定しなくてもいいですし、映像を記憶しなくてもいいです。

リラックスして、今ココで目の前にあるものが見えていればいいのです。リアルタイムな映像が見えていればいいのです。


感覚というものは、次から次へと、どんどん新しく入ってきます。

目に見えるものは移り変わり、聞こえる音も移り変わり、体で感じる感覚も移り変わっていきます。川の流れのようなものです。川の水はどんどん流れていき、新しい水がどんどん入ってきます。

今ある感覚はすぐに流れていき、次の新しい感覚がやってきます。次から次へとやってきては、去っていきます。

だから、ひとつひとつの感覚をつかんで維持しよう、記憶しようとしていては、とても間に合いません。感覚の流れに乗ることができません。つかまず、感覚の流れを受け入れる。自分を流れに明け渡し、ただ感じている。そんなイメージです。

「意識の門を開け放つ」

五感には常に感覚が入り続けていますが、それがすべて意識に入るわけではありません。五感に入ったけど、意識には入らない感覚はたくさんあります。

目の前を猫が歩いていたけれど、走る車のほうに気を取られ、猫に気づかなかった。小説を夢中になって読んでいたので、救急車のサイレン音に気づかなかった。お昼ご飯を食べておらず、空腹感があったけれど、仕事が忙しくて気づかなかった――などなど、目には入っているけど見えないもの、耳には入っているけど聞こえない音、体に起きているけど感じられない感覚など、意識が気づいていない感覚はたくさんあります。

五感と意識の間に門があって、そこで入ってきた感覚を選別しているようなイメージです。

抵抗があると感覚が入りづらい
（意識の門）

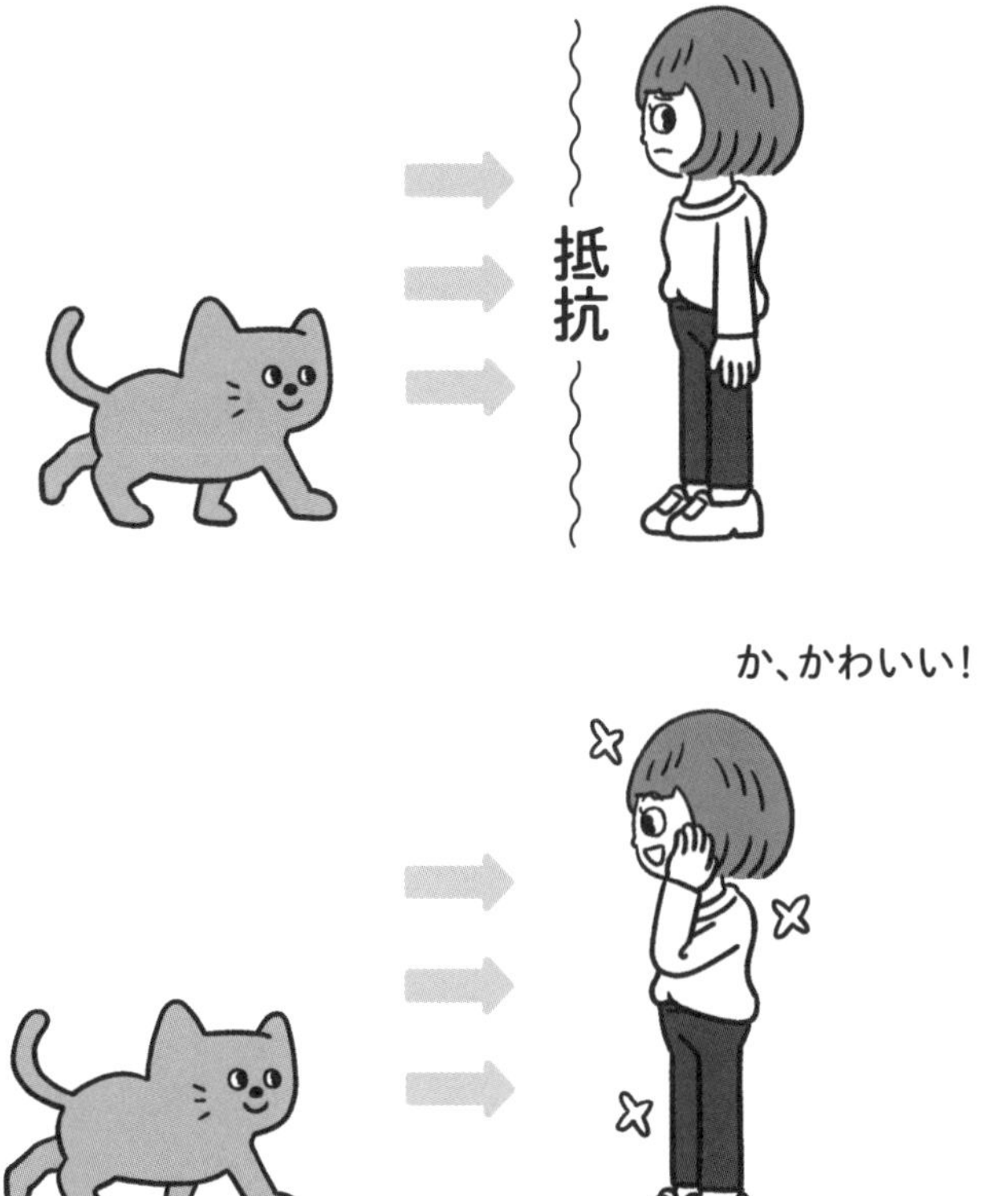

私たちは、この門を閉じようとするクセがあります。オープンにすべての感覚を受け取ることに抵抗があるのです。この抵抗はほぼ無意識なので、なかなか自覚できませんが、誰にでもあるものです。

すべての感覚を受け取ってしまうと、感覚が多すぎて処理しきれないし、もし不快な感覚が入ってきたら嫌だから、無意識に閉じようとするのです。

例えば、交通量の多い道路のそばにいると、車の音が耳からひっきりなしに入ってきます。そういう場所にずっといると、疲れますよね。そんな時は、音があまり入ってこないように、無意識に心と体に力を入れ、ガードを固め、意識の門を閉じようとします。

このような抵抗は、刺激の多い場所で起きやすいです。現代人の生活環境は、都市化が進んだため、昔より刺激が多いです。だから、現代人は意識の門を閉じるのがクセになっています。そのため、刺激の少ない自然の中でも、門を閉じるクセが残り、門を閉じようとします。

注意深く自分の心と体を観察していると、門を閉じようとする力に気づくことができます。はじめは難しいかもしれませんが、慣れてくるとわかるようになります。もし閉じようとする力に気づいたら、力を抜きリラックスしてあげましょう。するとガードがゆるみ、意識の門が開いていき、感覚が入りやすくなります。

二次的な反応とは何か？

感覚を受け取った後、二次的な反応が起きます。例えば、車の音が聞こえると「この音は家《うち》のプリウスの音だな」といった二次的な思考が起きます。聞いた音を思考で分析するのです。

さらに「家族の誰かが帰ってきたんだな」といった三次的な思考が起きます。こういう二次的、三次的な思考が多くなると、純粋な感覚としての音は薄れていきます。意識が思考に取られ、音があまり聞こえなくなるのです。

感覚を深く感じるには、なるべく純粋な感覚に意識を向けておくことです。音や映像や身体感覚に意識を向けておき、二次的に起こる思考や感情はなるべく気にせず、放っておきましょう。二次的な反応に意識を使ってしまうと、純粋な感覚がわからなくなります。

都市に住むと感覚が鈍るのには理由がある

二次的な思考や感情などの反応は、人工物にふれた時に起きやすいです。例えば、車の音が聞こえれば、その車種が頭に浮かんだり、誰の車なのか考えはじめたり、「うるさい音だな！」と不快反応が出たりします。スマホの通知音が聞こえたら、誰から連絡が来たか気になり、確認したくなります。広告が目に入ったら、その商品が欲しくなったり、広告に使われているタレントのことを考えたりします。

一方、自然物では二次反応は起きにくいです。鳥の声や風の音、水の音などでは、二次反応はあまり起きません。連鎖的に思考がどんどん出てきたり、不快反応が起きたりはしにくいです。

自然のモノのほうが不快な反応が起きにくく、感覚を開きやすい

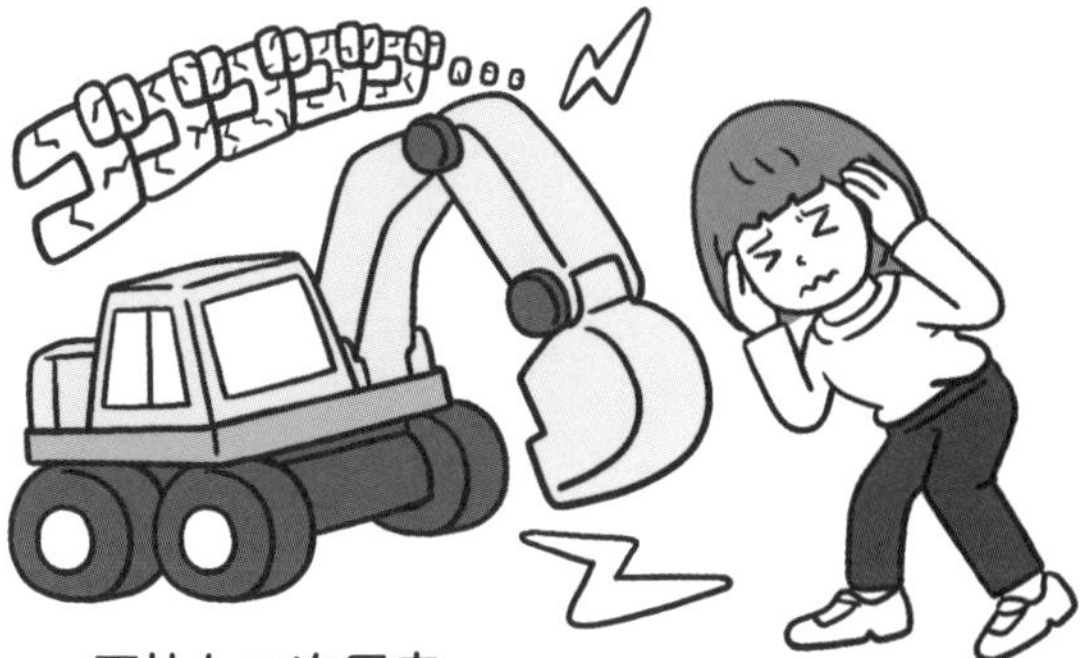

不快な二次反応

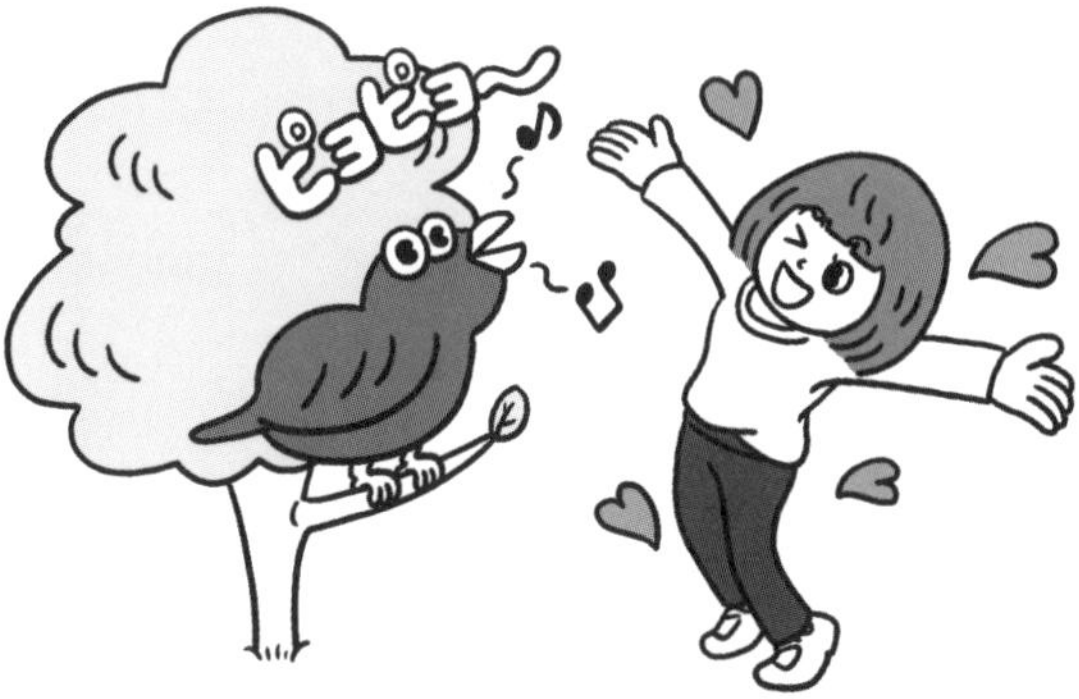

人類の祖先は、何十万年も自然の中で暮らしていたので、自然から受け取る刺激に慣れていて、いちいち二次反応をせず、純粋に感覚として受け取りやすいのです。

現代のように、人工的な都市で多くの人が暮らすようになったのは、ほんの100年くらい前です。だから、都市部にある刺激には、遺伝子レベルではまだ慣れていません。そのため、不快感や思考が起きやすいです。

また、電子機器の通知音や、広告などは、もともと人から二次反応を引き出すために作られた刺激ですので、当然二次反応が起きやすいです。

そういった二次反応が多すぎると、人は疲れてしまいます。そのため、体が刺激をシャットアウトしようと、感覚を自動的に閉じてしまいます。だから都市部に住んでいると、感覚はどんどん鈍っていきます。

だから、自然の中で感覚を感じる練習をする必要があるんです。自然の中だと二次的な反応が起きにくく、感覚を受け取りやすいからです。

ワークで体験

感覚の受け取り方

ここで、簡易的なワークをやってみましょう。すぐに実感が得られなくても大丈夫です。気楽にやってみてください。

①見る対象を決めます。

なんでもいいです。家の中なら、カーテンや机や椅子などの家具でもいいですし、果物や野菜やパンなどの食べ物でもいいです。屋外なら建物や空、木や花などの植物でもいいです。

ただし、思考を刺激するものは避けましょう。例えば、パソコンやスマホ、テレビや本、文字が書いてある看板やポスターなどは避けましょう。

②対象に視線をそっと向けます。

対象に視線を置いたまま「対象をがんばって見にいく」と意識してください。目から対象に矢印が向かっていくイメージです。対象に狭くグーッと焦点を絞り込むイメージです。

意識の仕方がわからなければ「がんばって見にいく」と心の中でとなえてみてください。10秒ほど続けます。

③「がんばって見にいく」と意識するのをやめます。

視線はそのまま対象に向けておきます。視線は対象に向けているので、対象が見えなくなるわけではありません。

そして「対象がやってくるのを受け取る」と意識してください。ただぼんやりと視線を対象に置いておき、対象がやってくるのを待っているイメージです。受け身の姿勢で、リラックスして「ただ受け取る」というイメージです。

意識の仕方がわからなければ「対象がやってくるのを受け取ります」と心の中でとなえ、目や眉間の力を抜き、リラックスしてください。

④心や体に抵抗感があったり、力が入っていることに気づいたら、その抵抗感を手放し、力をゆるめましょう。

その抵抗感や力が、感覚をガードする壁になります。ガードをやめて、オープンに受け取るイメージでやってみましょう。抵抗感や力を感じなければ、特に何もしなくてOKです。

⑤30秒ほど続けます。

いかがでしたか？

「がんばって見にいく」のと「対象を受け取る」の違いは、なんとなく感じられましたか？

はじめはわかりにくいと思いますので、頭で考えすぎずに、何度もやってみてください。

7 体内感覚と体外世界の連動〈意識変革ステップ2〉

「感覚の感じ方」がわかったら、次は「**体内感覚と体外世界の連動**」です。

感覚に意識を向け、深く感じられるようになると、「私と世界はつながっている」ということが、直感的にわかってきます。自分の内側と外の世界とが、つながっているのがわかるのです。

「私と世界はつながっている」

よく聞くフレーズかもしれませんが、本当にそれがわかっている人は、多くはありません。言葉の上の理解ではなく、感覚で、心の底からそれが理解できると、大きく意識が変化するはずです。

「体内感覚」と「体外世界」とは？

まず「体内感覚」とはなんでしょうか？
「体内感覚」とは、体が感じている感覚のことです。例えば、

▼足裏が床にふれている感覚
▼体が感じる温かさ、寒さ、かゆみ、痛みなどの感覚
▼体が物や空気にふれた時に感じる接触感、冷たさ、熱さなどの感覚
▼腕や肩、胸やお腹など、体の各部位の筋肉が働いている感覚、筋肉の緊張感、ゆるみ感

など、さまざまな感覚があります。

肉体的な感覚だけではなく、心で感じる感覚も「体内感覚」に含まれます。安らかな感覚、爽快な感覚、穏やかな感覚、静まった感覚、明るい感覚、暗い感覚、などもそうです。いわゆる「気分」「気持ち」「雰囲気」などといわれるものです。

一方で、体の外に意識を向け、目や耳や鼻で外の世界を感じることができます。目で見て、耳で聞いて、鼻で嗅いで、外の世界をとらえます。その外の世界を「体外世界」と呼びます。

【誰でも起きている「体内と体外の連動」】

「体内感覚」と「体外世界」、どちらか一方だけではなく、両方に意識を向け、しっかりと感じてみます。すると、実はその2つが連動していることがわかります。

目や耳でとらえた「体外世界」が、内側の「体内感覚」に響いてきます。

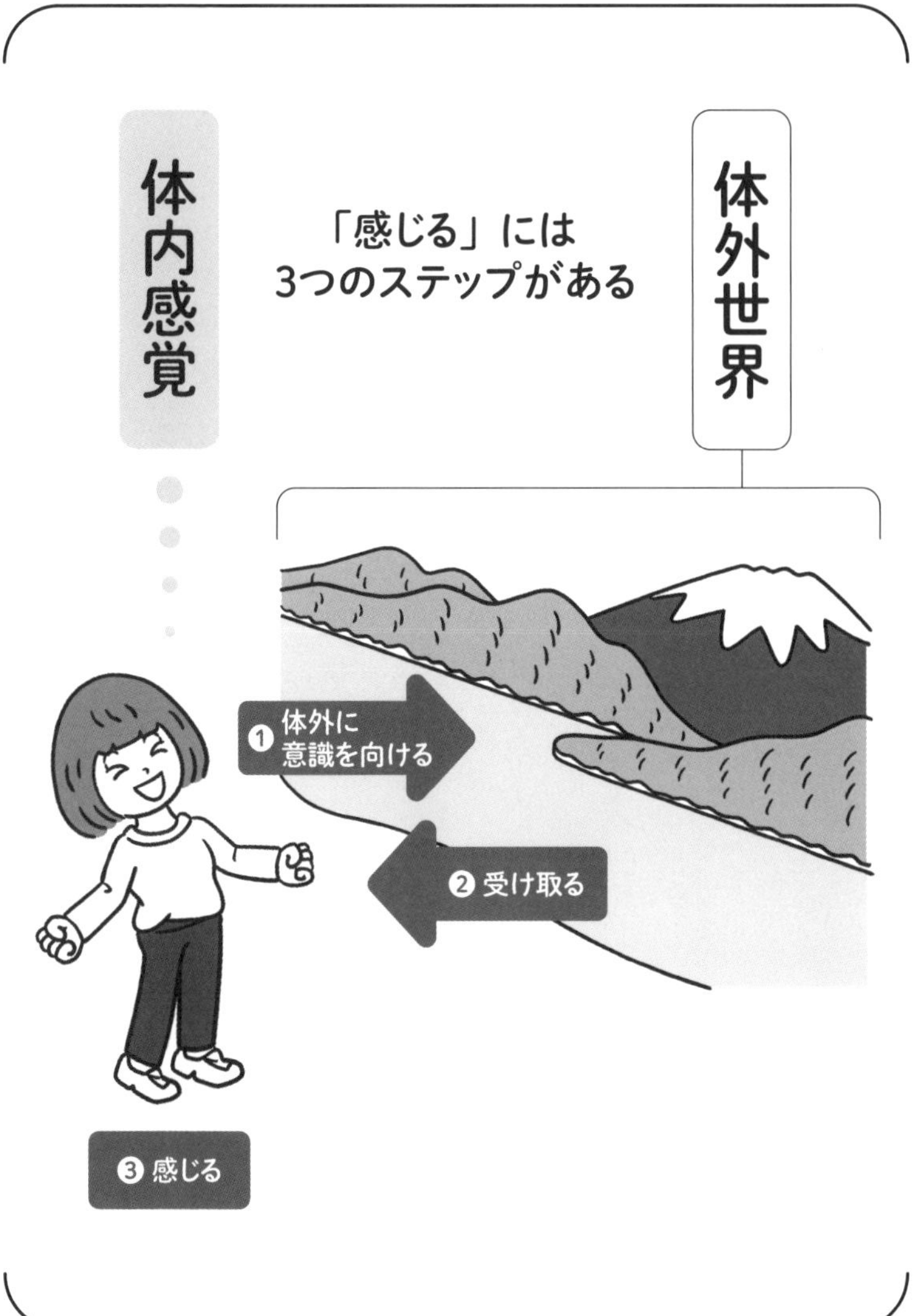
体内感覚
「感じる」には
3つのステップがある
体外世界
❶ 体外に意識を向ける
❷ 受け取る
❸ 感じる

例えば「山の頂上から眼下に広がる緑の木々をながめて、とても爽快な気分になった」という体験。

これは、体の外に意識を向け「体外世界（頂上からの景色）」をとらえた結果、体内に爽快感が発生した、ということです。五感で「体外世界」を受け取った結果、「体内感覚」が生じたんです。

これが「体内感覚と体外世界の連動」です。


他にもいくつか例をあげますね。

例えば「広い原っぱに行ったら解放感を感じた」という体験。これは、原っぱを視覚でとらえた結果、体内に解放感が発生した、ということです。これも「体内感覚と体外世界の連動」です。


「お気に入りの古民家カフェでコーヒーを飲んでいると、とても落ち着いた気分になる」という体験。これは、「お気に入りのカフェ」という空間を、視覚、聴覚、味覚、嗅覚などで感じることで、体内に「落ち着いた気分」が発生した、ということです。これも「体内感覚と体外世界の連動」です。

○○に行くと○○な気分になる、○○に行くと○○な雰囲気を感じる、といった体験はすべて、体内と体外の連動といえます。

実は私たちの心身には、いつもこのような連動が起きています。ただし、普段は感覚に意識が向いていないため、あまり自覚していません。

「体内の感覚をあまり感じられない」という方もいるかもしれませんが、心配しないでください。ほとんど感じていないのが普通です。

体内感覚を感じたければ、静かにリラックスして座り、胸やおなかなどに意識を向けてみてください。

30秒くらい意識を向けていると、だんだん体の感覚が感じられてくると思います。何度か練習してその感覚がわかってくれば、静かに座っていなくても体内感覚がわかるようになります。

［さあ、あなたも体感してみよう］

実際にいろいろな場所に出かけていき、目や耳で「体外世界」を感じ、同時に「体内感覚」を感じてみると、体内と体外の連動が実感できるようになります。

本当は屋外に行ったほうがわかりやすいのですが、ここではかわりに写真を何枚か見て、連動を簡易的に体験してみましょう。写真なので実物ほど感覚を感じないとは思いますが、やってみてください。

この後、4枚の写真を載せています。それぞれの写真を見た時に、自分がどう感じているかを意識してみてください。

「どう感じているか意識する」というのは「体内の感覚に意識を向ける」ということです。写真（＝体外）に意識を向けつつ、それによって体内（＝心と体）にどんな感覚が起こるかを、意識してみてください。

「○○が写っている」のように、言葉を使って理解しようとしないでください。言葉は左脳の働きですから、なるべく使わないようにします。

右脳的に見るには、言葉で解釈せず純粋に映像として見て、その空気感や雰囲気を感じることです。

例えば景色を見た時、言葉にできない雰囲気や空気感といった、感覚的なものを感じますよね。そのような「雰囲気」「空気感」は、心と体が感じている「体内感覚」の一種といえます。それは自分の外側にあるものではなく、内側にあるものです。

では次ページから、写真一枚あたり20秒ほどかけて、感覚的に見てみてください。見た時に自分の心と体がどう感じているかを、意識してみてください。

意図的に雰囲気の違う写真を並べてあるので、写真が切り替わると感覚が変化すると思います。その変化を感じてみてください。

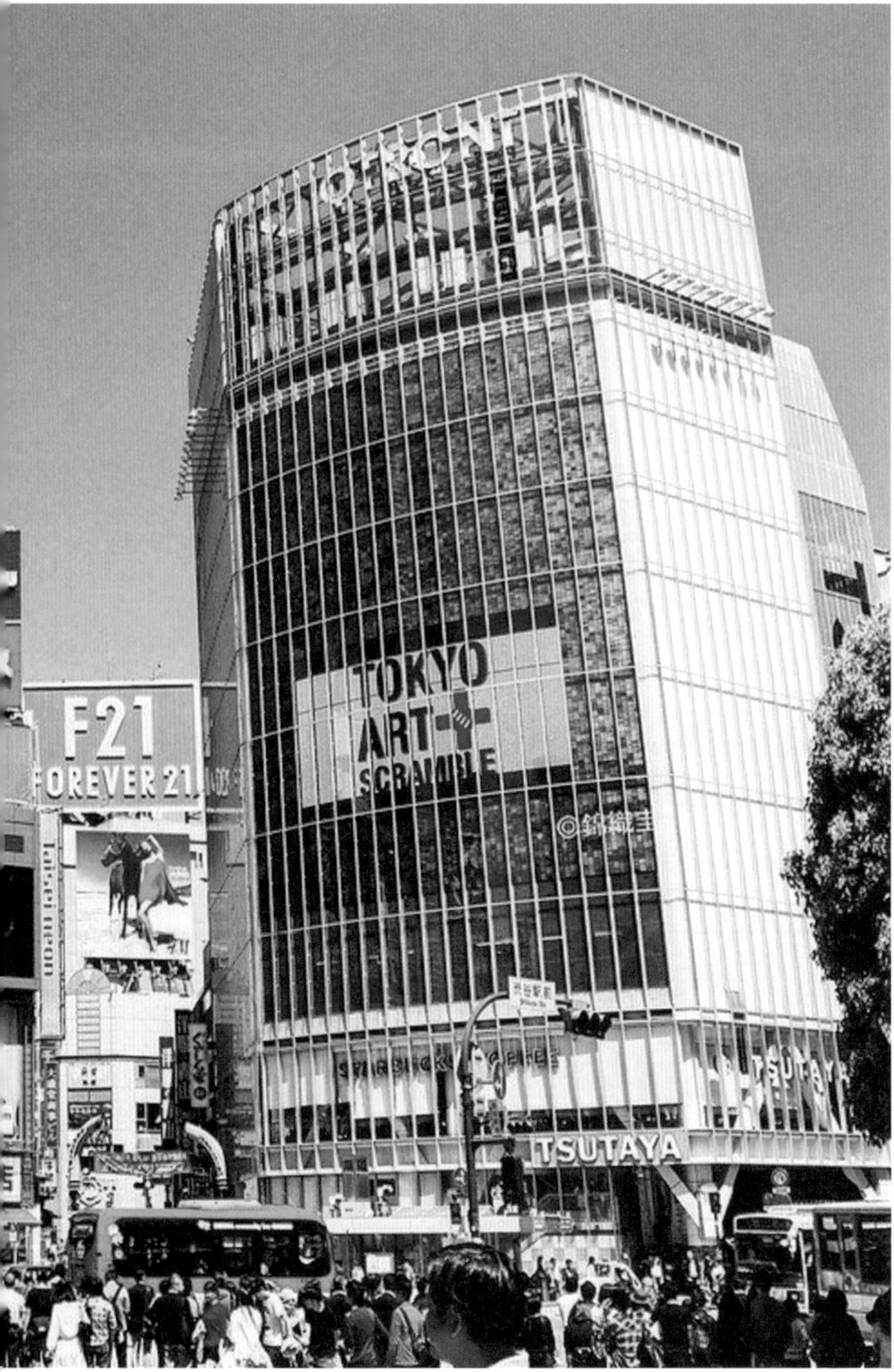

F21
FOREVER 21
TOKYO
ART
SCRAMBLE
TSUTAYA

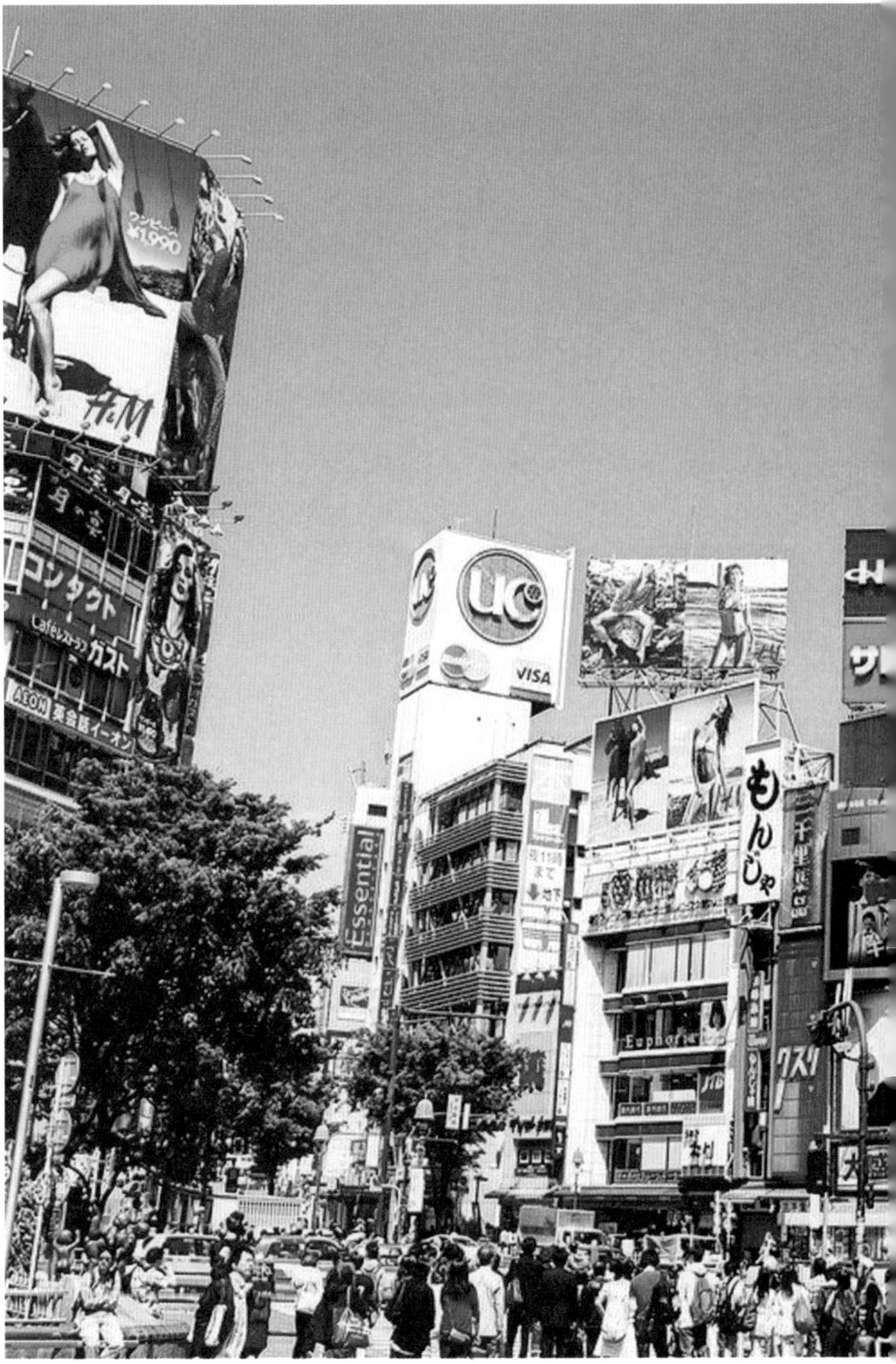
¥1990
H&M
コンタクト
Caféレストラン ガスト
AEON 英会話イーオン
UC
VISA
Essential
もんじゃ
Euphoria
クスリ

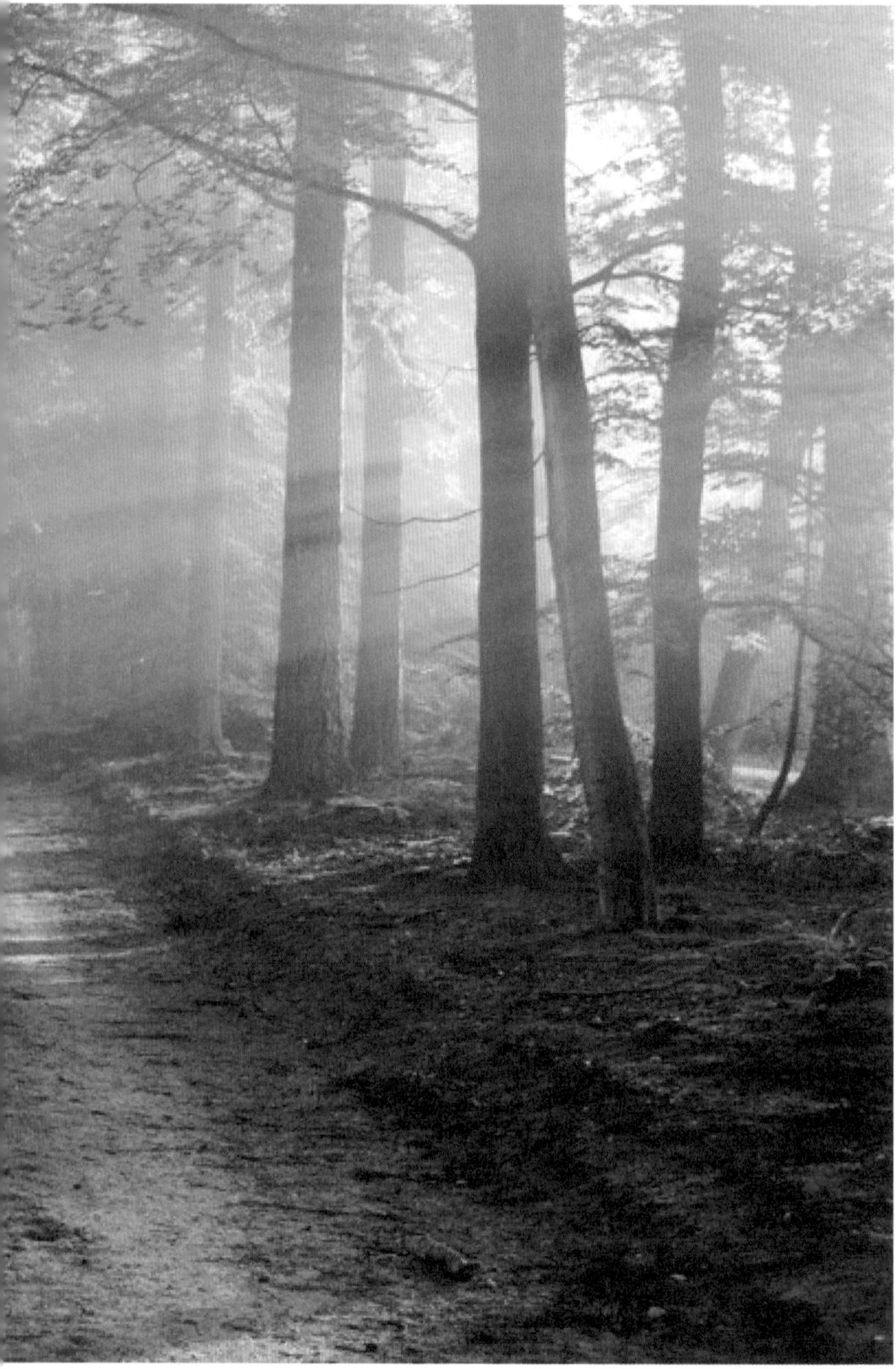

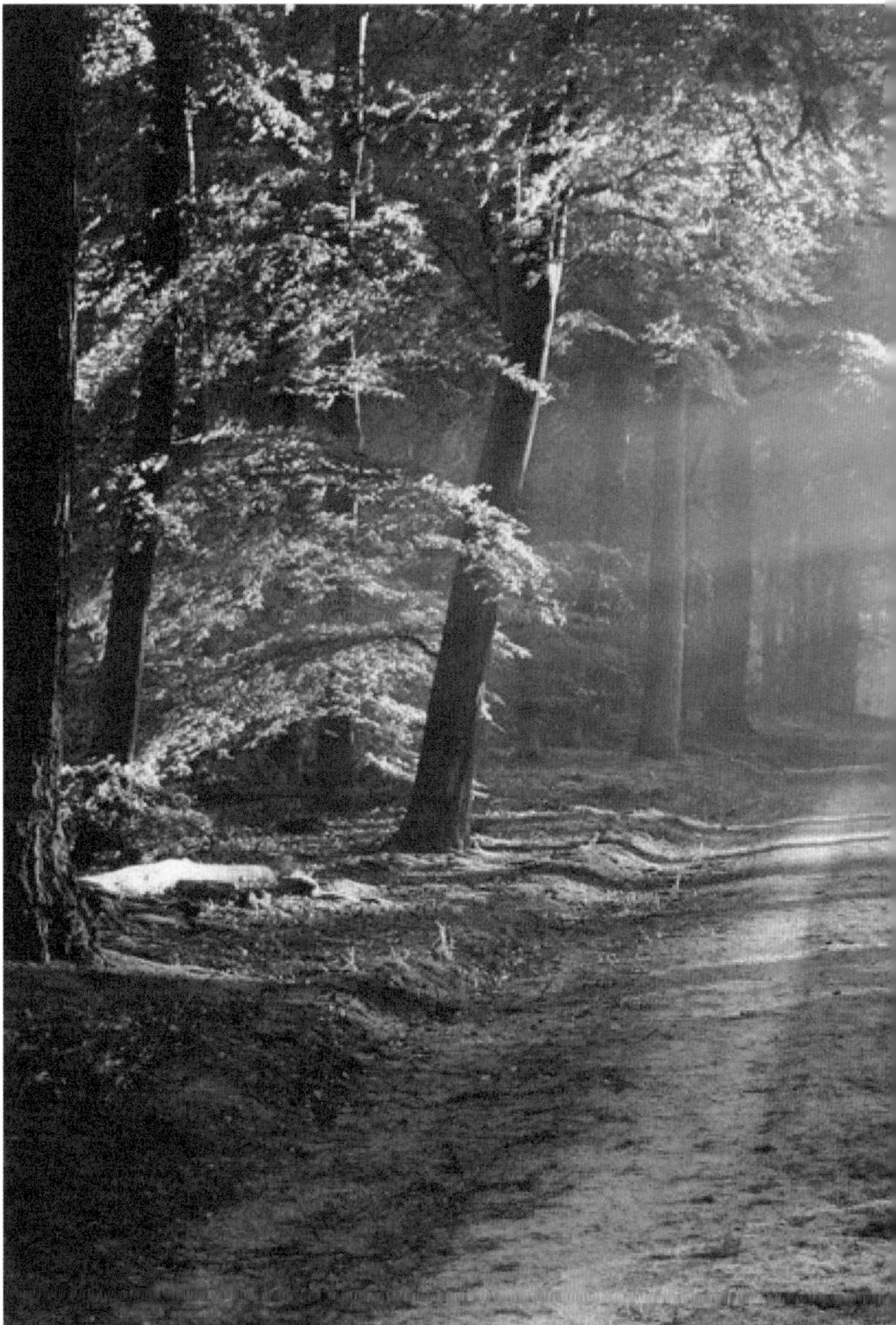

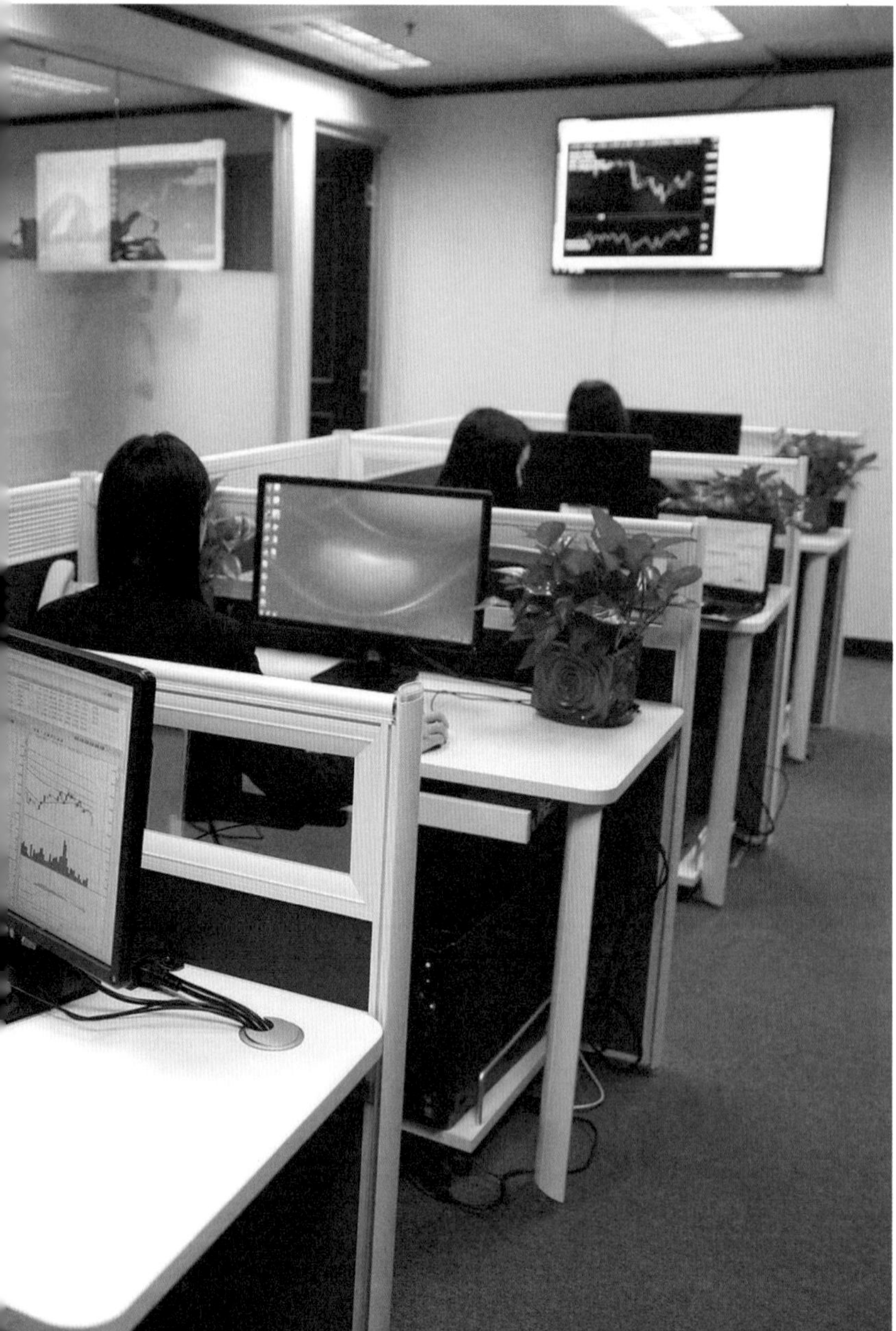

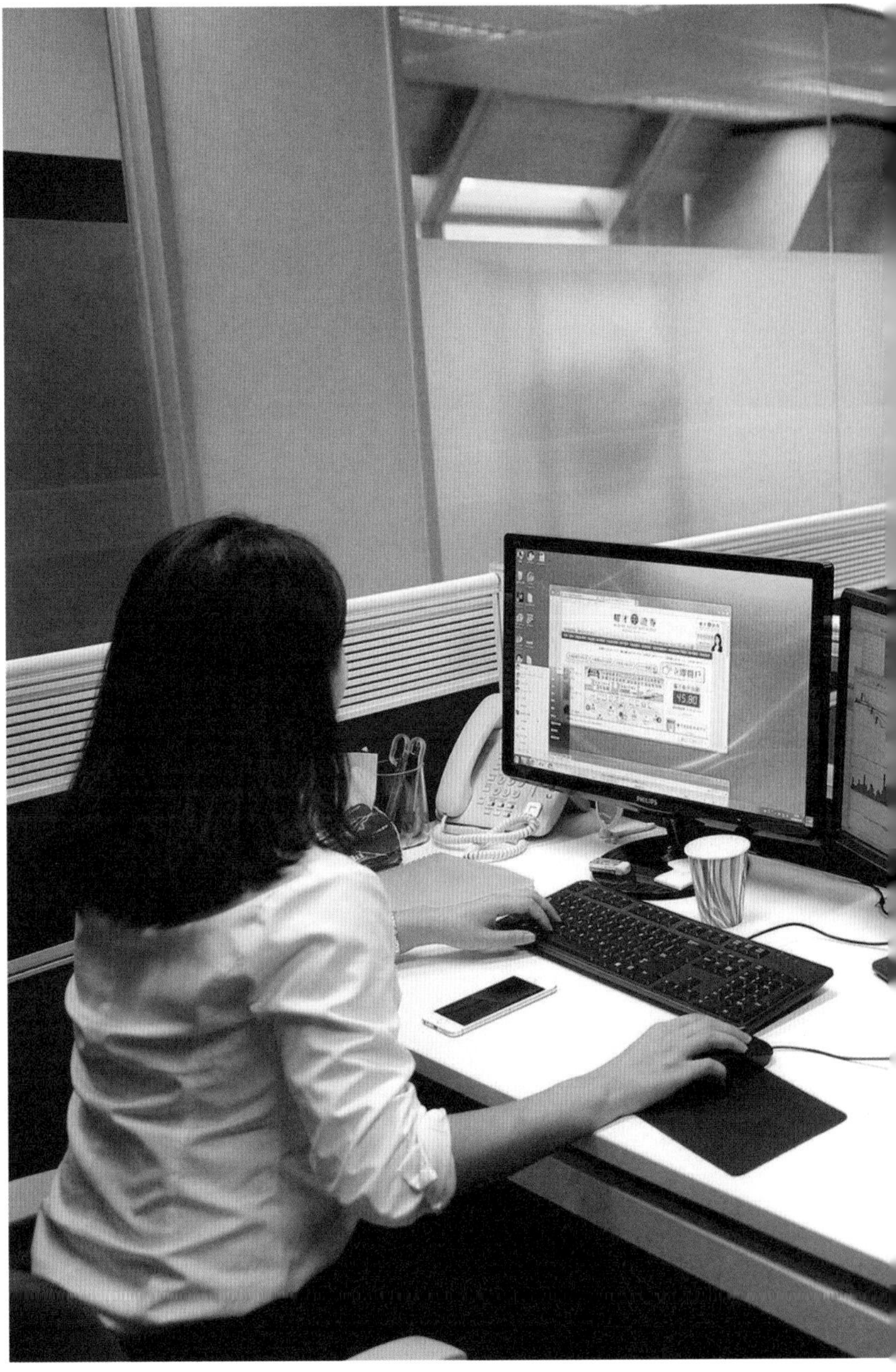

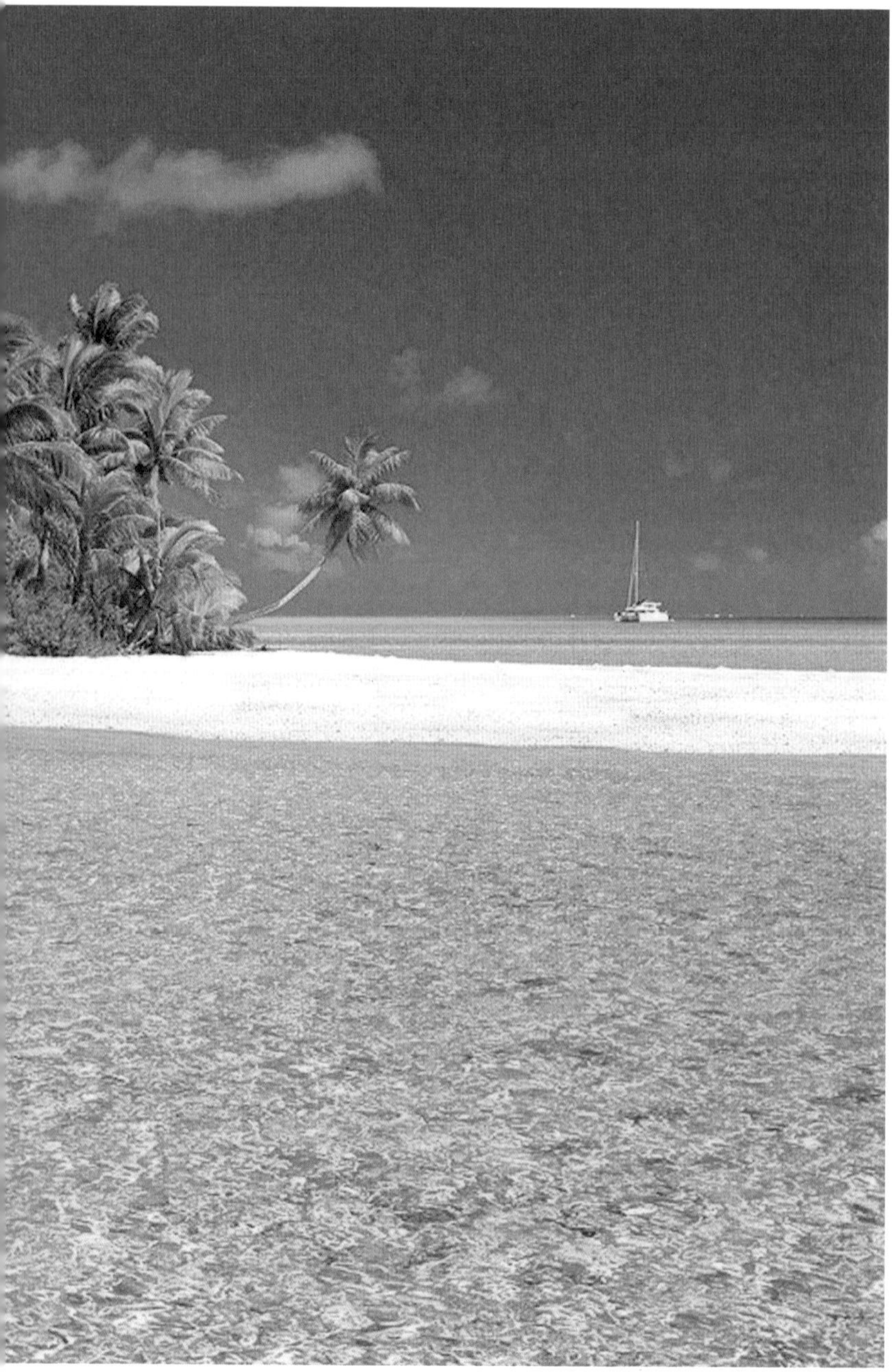

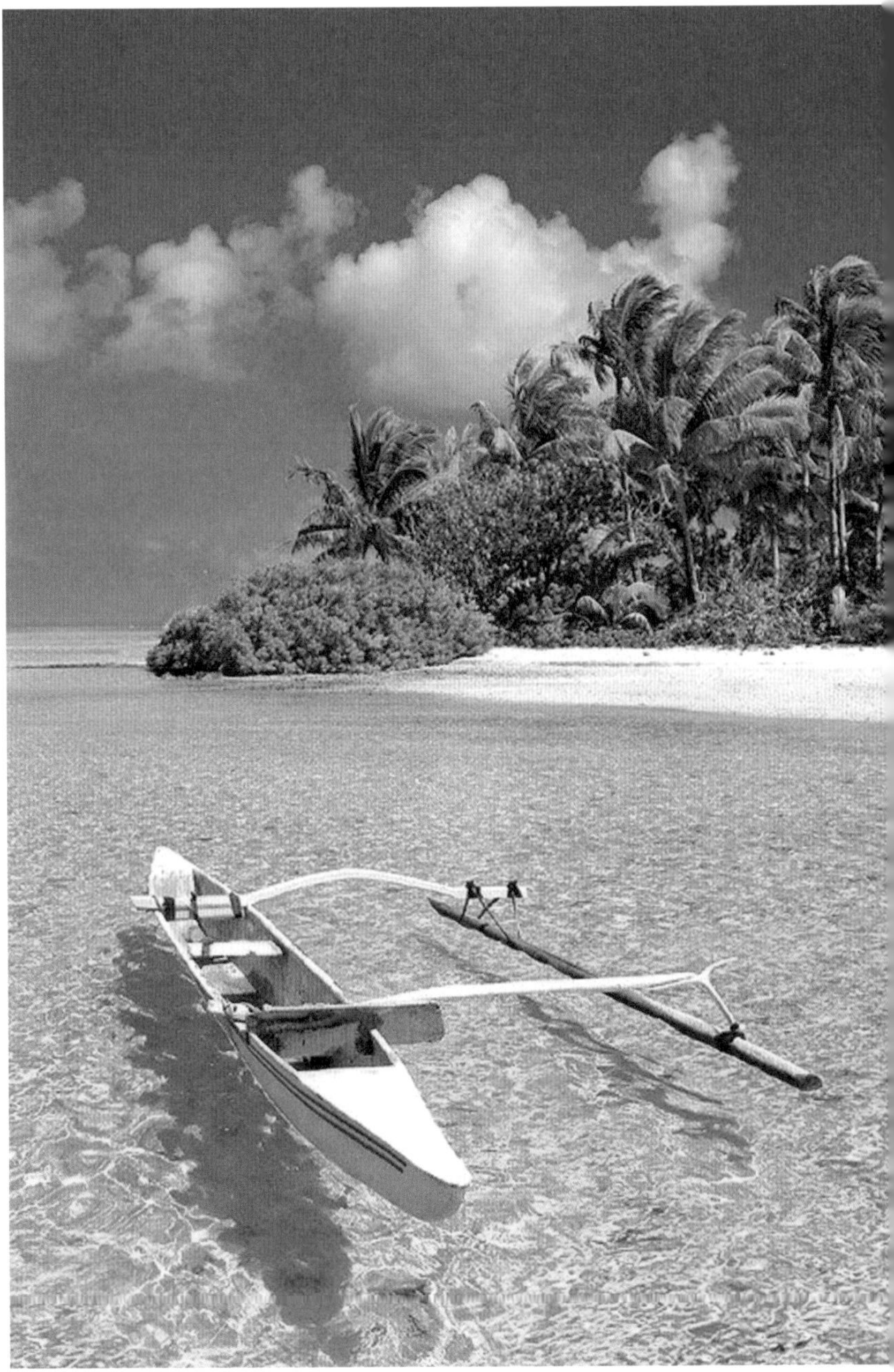

いかがでしたか？

写真ごとに、自分の内側で感じる感覚が違うことに、気づいたでしょうか？

見る写真によって、自分の感じる感覚が変化していたら、それは「体内感覚と体外世界の連動」が起きていたということです。

例えば1枚目の混雑した街中の画像を見ると、多くの人は落ち着かない感覚を感じます。なんとなくザワザワとさわがしい空気を感じるんです。それは、画像を見たことで体内にそういう感覚が発生した、ということです。

2枚目の森の画像に切り替えると、静かな感覚に変わると思います。3枚目のオフィスの画像だと、固い緊張感を感じるかもしれません。4枚目の海の画像になると、緊張感から解放され、体がゆるむ感覚があるかもしれません。

体内で感じる感覚が、見ている写真によって変化するんです。

このように、私たちは外の世界を五感で受け取りながら、連動して体内で感覚を感じています。それがいつも起こっています。

しかし私たちは、思考が強く感覚に意識が向いていないので、普段はそのことを自覚していません。意図的に意識を向けてはじめて、それに気づくことができます。「あまり自覚できなかったな」という方も、心配しないでください。それほど強い感覚ではなく、かなり微細な感覚です。今後ワークを進めていく中で、自覚できるようになれば大丈夫です。

「こんなふうに「連動」は常に起きている」

人間の体内には、常に微細な体内感覚が生じています。その感覚は何かを見たり聞いたりふれたりすると、連動して現れ、変化していきます。

晴れた空を見るとさわやかな感覚を感じます。広い場所に出ると解放感を感じます。静かな森に入ると落ち着いた感覚を感じます。夕日を見ると美しさの感覚を感じます。

その感覚は固定されず、刻々と変化していきます。

このような感覚は常に現れ、常に変化します。感覚に意識を向けていると、その変化を感じられます。逆に、思考に忙しく感覚に意識が向いていないと、その変化はわかりません。

ここが違う！ 美しい景色に感動できる人・できない人

いわゆる「臨場感」や「リアルさ」と呼ばれるものの実体は、この「体内と体外の連動」です。


写真で景色を見るのと、実際に景色を見るのでは、臨場感が違いますよね？

実際に見たほうが臨場感があってリアルです。それは、実際に見たほうが、連動して体内に起こる感覚が強いからです。一方、写真だと体内に起こる感覚が弱く、リアルさを感じないのです。

ところが、写真ではなく実際に景色を見ても、臨場感をあまり感じない人もいます。ある人は、

「わぁすごい！　なんてキレイな景色なんだろう！」

と感動しても、ある人は、

「ふ〜ん。まぁこんなものか。写真で見るのと変わらないな……」

となります。その違いはなんでしょうか？

それは、**景色を見た時に、体内感覚を感じられているかどうか**です。感覚に意識が向いておらず、体内感覚に気づいていないと、臨場感やリアルさを感じられません。

昔の私は、まさにそのタイプでした。

私は旅行があまり好きではなかったのですが、それは実際に名所といわれる景色を見ても、ぜんぜん感動できなかったからです。臨場感を感じられていなかったんです。

頭が思考で忙しく感覚が鈍っていたため、実際に景色を見ても、それを感覚とし

て感じないので、感動できない。何を見ても、どうも臨場感がない。写真で見たのと大して変わらない。だから実際に行く必要がない、と思っていたんです。

ところが今では、景色を見るとしっかりと体内に感覚が起きて、臨場感を感じ、感動できるようになりました。だから旅行に行くのが好きになりました。

有名な絶景スポットに行くと、みんな、

「すごーい！」

と思わず声をあげますよね。あれは、絶景を見ると体内に強い爽快感が起こり、それで自然と声が出てしまうんです。絶景とは「見た人の体内に強い爽快感を発生させる景色」といえます。みんなその爽快感を味わいたくて、絶景を見にいくのです。

現代人の人生が味気ないワケ

体外と連動して起こる体内感覚が弱いと、何もかもが味気なくなります。

左脳優位の人

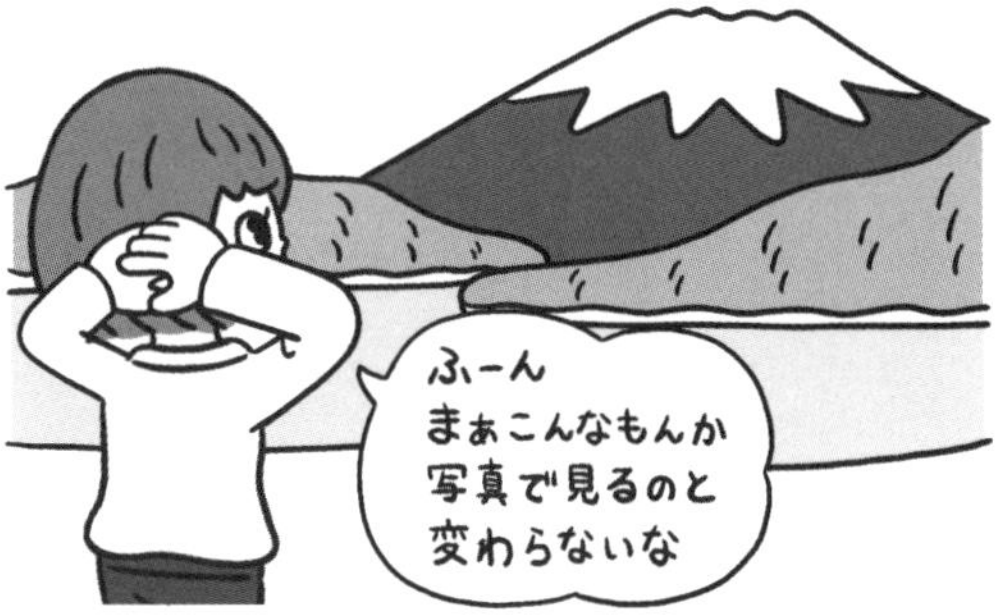
ふーん
まぁこんなもんか
写真で見るのと
変わらないぃな

体外世界と体内感覚が連動していない

右脳優位の人

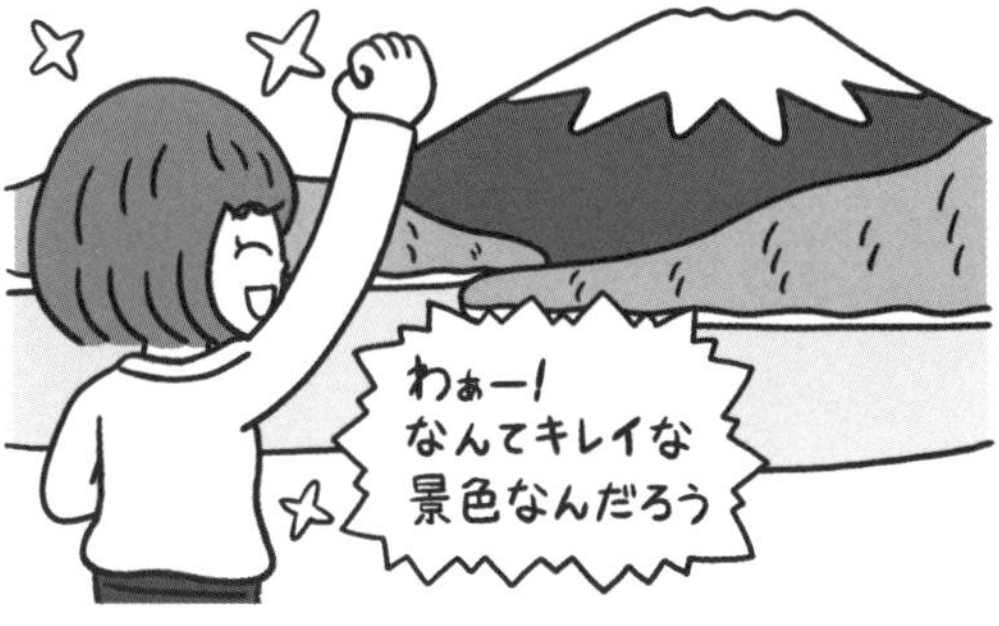
わぁー!
なんてキレイな
景色なんだろう

体外世界を体内感覚で感じている

キレイな景色を見ても感動しないし、美味しいものを食べても美味しいと感じない。音楽を聞いても感動しない。そういう状態を「感覚が閉じている」といいます。

当然、人生が味気なくなります。私たち現代人は感覚がかなり閉じているので、多くの人が人生を味気ないと感じています。しかし、その理由がわかっていません。だから、より強い刺激を求めてしまいます。より濃い味、よりスリルのある娯楽、より刺激的な情報。どんどん強い刺激を求めます。しかし、強い刺激を浴びれば浴びるほど、刺激に慣れてしまい、感覚はますます鈍っていきます。

刺激を強くしても、人生の味気なさは解消されません。根本的に方向が間違っています。刺激を強くするのではなく、自分の感度を上げるんです。

強い感覚を求めるのではなく、ささやかな感覚に気づき、よく味わうことです。薄味の和食をじっくり味わい、そのおいしさに気づくようなものです。味の濃いジャンクフードに、さらにソースをかけて味を濃くしても、本当の美味しさは味わえません。

私と世界はひとつ

体内と体外の連動に気づき、しっかりと感じられると「私と世界はつながっている」ということがわかってきます。

森を見れば、森が体の中で感じられ、空を見れば、空が体の中で感じられます。川を見れば、川が体の中で感じられます。大地を見れば、大地が体の中で感じられ、風がふけば、風が体の中で感じられます。

世界とのつながりをリアルに実感できます。その感覚がわかれば、いわゆる「私と世界はひとつ」といった感覚も、だんだんとわかってきます。その理解は、大きな意識の変化をもたらします。

ワークで体験

体内と体外の連動

実際に屋外に出て、体内と体外の連動を体験してみましょう。すぐに実感を得られなくても大丈夫です。気楽にやってみてください。

①屋外に出て、下を向き、地面をジーッと見つめます。その時の感覚や気分をよく感じます。

②顔を上げて、空を広くながめます。その時の感覚や気分をよく感じます。

③地面を見た時と、空を見た時で、自分の内側で感じる感覚や気分に違いはありましたか？　何度かやってみて、その違いを感じてみましょう。

いかがでしょうか？　違いはなんしなく感じられましたか？

地面を見た時と空を見た時で、少しでも感覚や気分に違いがあったら、それは体内と体外の連動が起きているということです。

他にもいろいろできます。例えば、

▼遠くを見た時と近くを見た時の感覚の違い
▼植物を見た時とコンクリートの建物を見た時の感覚の違い

などです。いろいろ試してみてください。

8 私が消える？　身体の透明化〈意識変革ステップ3〉

さて、次はステップ3です！

ステップ2の「体内と体外の連動」が感覚でわかってくると、不思議なことに、自分の体が薄くなり、透明になったかのように感じられてきます。それが「**身体の透明化**」です。

「身体の透明化」なんていうと、ちょっと怪しい話に聞こえるかもしれませんが、そんなことはありません。何も特別なことではなく、論理的に十分説明できる話です。詳しく解説していきますね。

「自分の姿は自分には見えない」

私たちは、自分がどんな顔でどんな姿をしているのか、自分でわかっていますよね。

しかし、よく考えてみると、鏡や写真を見ない限り、自分の顔や姿を見ることはできません。直接見られるのは、せいぜい手や足など、体の一部だけです。つまり、普段生活している時間のほとんどは、自分の姿を見ていないわけです。

けれど、頭の中にはいつも、

「自分はこういう顔でこういう姿をしているよね」

というイメージがあります。

しかしそれは、頭の中で作ったイメージにすぎないのです。

例えば、こんな体験はありませんか？

友人が撮影した動画に自分が映っていて、それを見たら「なんか変だなぁ」と違和感を覚えた、といった体験。

「アレ？　もっとスラッとしてカッコイイはずなんだけどなぁ……」

動画に映る自分の姿が、どうもイメージとズレていて、しっくりこない。ちょっとショックを受けてしまったり……。

しかし、それは当然のことなんです。

自分がイメージしている自分の姿は、リアルタイムで見ているものではなく、鏡や写真で見た記憶をもとに、頭の中で都合よく作っているだけです。だから、実際に撮影した姿とは必ずズレるんです。ピッタリ一致することなんて、まずありません。

写真や鏡で間接的に見た姿ではなく、本当に直接感じられる自分とは、形のないぼんやりとした身体感覚でしかありません。

ためしに、自分の体をイメージするのではなく、直接感覚で感じてみてください。自分のお腹、腕や足、顔などを純粋に感じてみてください。

その感覚に、ハッキリした形はありますか？
ありませんよね。それは形のない感覚の集合体です。本当に直接感じられる自分の体は、それなのです。

「透明化のコツ」

頭の中にある自分の姿は、本物のリアルな姿ではなく、頭の中で思考が作ったイメージにすぎません。イメージなので、作るのをやめたら消えてしまうのです。
もし完全に思考が止まり感覚だけになると、そのイメージは消え去ります。すると、自分の体が消えてしまったかのように感じます。

思考（左脳）が静まり感覚（右脳）が優位になると、その状態に近づきます。体が薄くなり、透明になったかのように感じます。それが「身体の透明化」です。

ここからは、透明化のコツを具体的に説明していきますね。

私たちは、ハッキリと自覚はしていませんが、頭の中に自分の身体イメージをいつも持っています。その中で最も強いのは「顔」のイメージです。私たちは、さまざまな体のパーツの中で、「顔」に最も意識を集中させています。

顔は個人のアイデンティティであり、「顔＝私」「顔＝個人」だからです。誰か人を思い浮かべる時、まっ先に顔が思い浮かびますよね？　顔より先に足が思い浮かぶ、なんてことはないですよね。

私たちは顔に意識が集中しているため、その顔が「自分の身体イメージ」の中心となっています。

そして、外の世界と接する時、「顔」を起点に接するイメージを持ちます。「顔を起点に接する」とはどういうことでしょうか？

例えば、人と会っている時、なんとなく頭の中で「自分の顔」と「相手の顔」が、正面で向かい合うイメージを持ちます。「対面で会う」といいますよね。「自分の顔」対「相手の顔」です。人と会っている時は、イメージの中で、自分の顔を中心として相手と向き合っているんです。

しかし、実際は自分の顔は自分には見えていません。「相手と向き合っている自分の顔」は、頭の中にイメージとして存在するだけです。

この「自分の顔」のイメージが強ければ強いほど、相手との間に心理的な壁ができます。相手と対立する意識になります。顔のイメージが、壁となるのです。

例えば、相手を警戒している場合は、目や眉間に力が入り、顔に意識がより強く集中します。そして、自分の顔のイメージが強くなり、相手との間に壁を作ります。相手の話をすんなり受け入れず、顔の前にある壁ではじき返すような感覚になります。

一方で、相手を警戒せず、リラックスしてオープンに接している場合は、顔の力がゆるみ、顔への意識集中がゆるみます。すると、自分の顔のイメージは薄くなります。そして、相手との間にある壁も薄くなります。相手の話を壁ではじき返さずに、素直に受け入れる感覚になります。

顔の前に作った意識の境界

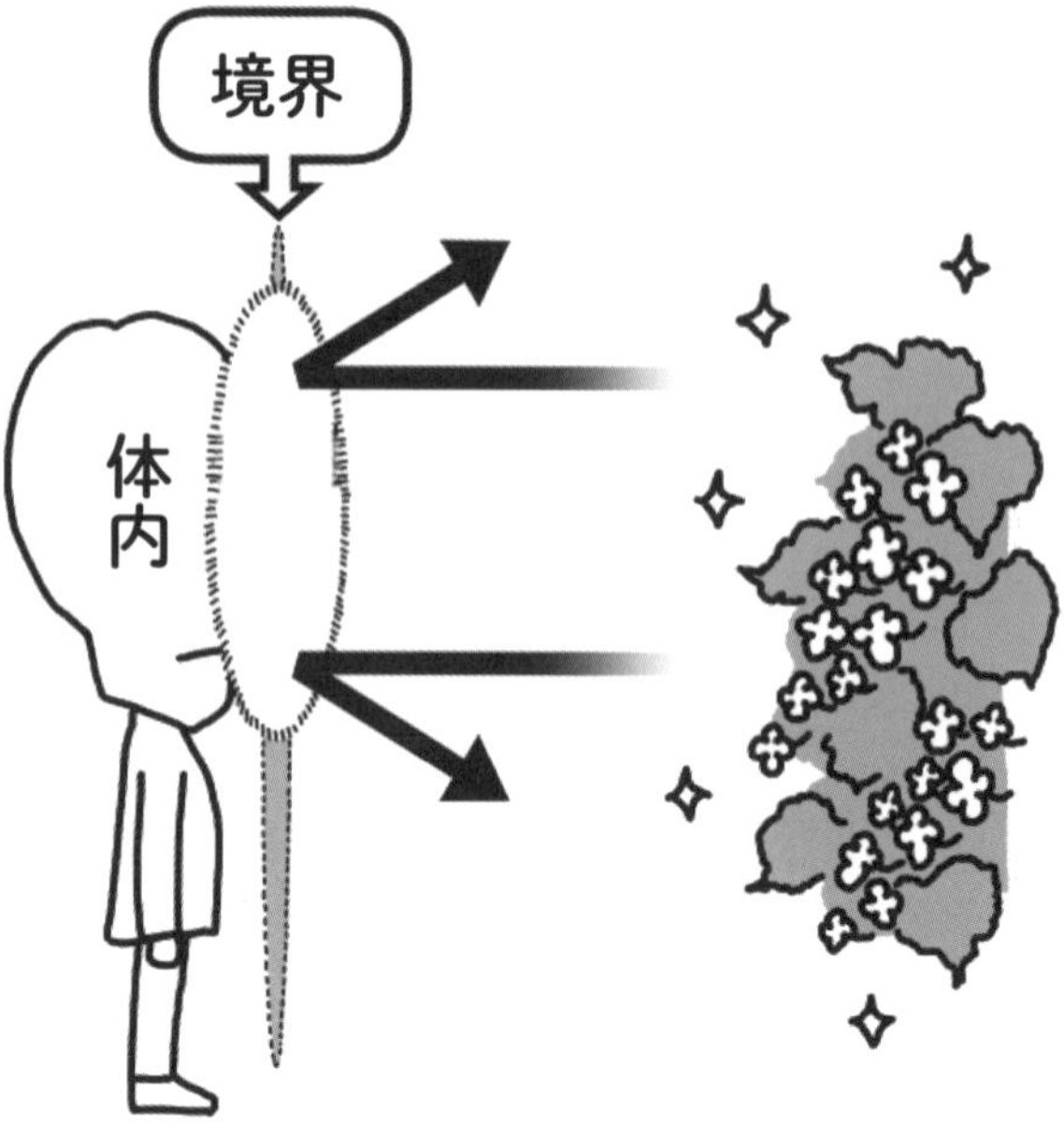

顔の前面が境界になり
外から来た感覚をはね返す形になる

境界が薄くなり感覚が体内に入る状態

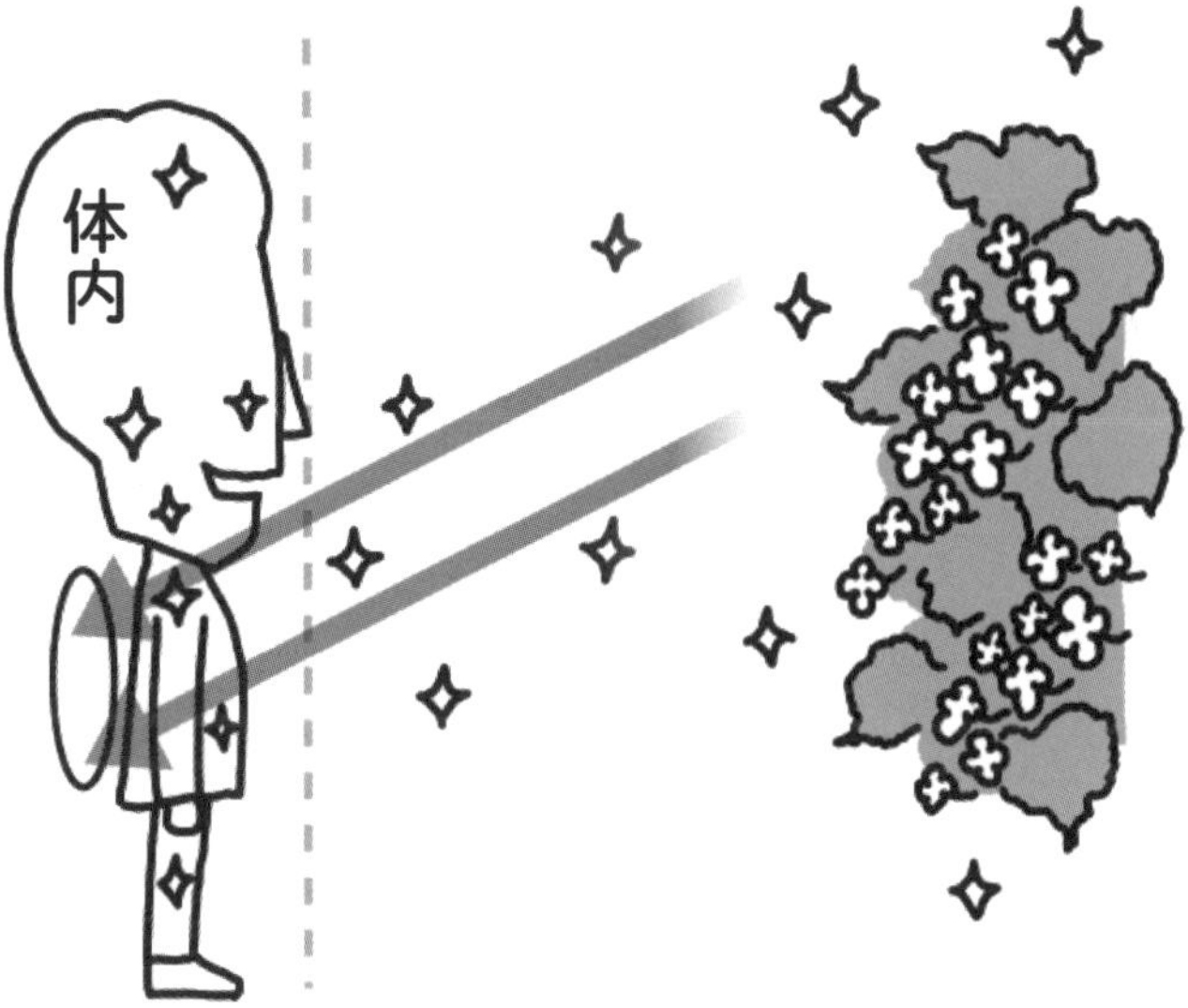

顔の前面の境界が薄くなり
外から来た感覚が体内に入ってくる

これは人と接する時だけでなく、映像や音など、五感で受け取るものならすべて同じです。顔に意識が集中していると、外から来る感覚をはじき返します。感覚が入りにくくなるのです。それが自分と外の世界を分ける強い境界になります。

【顔に集中している意識をゆるめる極意】

身体イメージを消すには、顔の前に作った境界をゆるめる必要があります。そのために、意識の置き方を少し変えてやります。

無意識に顔に集中させた意識を、**もっと奥へ、下側へもぐらせる**のです。

背中の辺りまで意識をもぐらせ、そこから広い視野で世界をながめてみてください。背中から見ているイメージです。すると、力が抜けて境界が薄くなり、外から入ってくる感覚をはね返さなくなります。一歩下がって世界を受け入れるスタンスです。

背中から世界を見ていると、顔の前に境界ができず、世界がすんなりと体内に入ってきます。顔を突き出し、外の世界と対立するのではなく、一歩下がって、外の世界を受け入れるのです。

「自分の顔」を意識すること

あなたが小さな子供だった頃のことを、思い出してみてください。その頃は、自分の顔をあまり意識していなかったと思いませんか？　自分がどんな顔をしているのか、美しいのか、美しくないのか、人から見てどうなのか。そういったことを、気にしていなかったと思います。

そして、普段は自分の顔などすっかり忘れ、夢中で遊び、世界を感じ、受け入れていたはずです。

ところが年をとると、だんだん自意識過剰になってきて、自分の顔を意識するようになります。外に出たり、人と会ったりする時は、常に頭の中で自分の顔のイメージを持つようになります。

無意識に人の顔と自分の顔を頭の中で比べ、引け目を感じたり、抵抗を感じたり、優越感を覚えたりします。

そして、外の世界を顔の前の壁でガードするようになり、自分と世界を分離させていきます。その壁の内側で守りを固め、世界と対立していきます。

その意識の使い方を、やめるんです。

顔の前ではなく、意識を奥へ下へもぐらせ、背中の辺りから世界を受け入れる。この見方は、境界をゆるめて、外の世界との壁をなくしていきます。

ワークで体験

自分と外の世界との境界が消える

実際にやってみましょう。すぐに実感が得られなくても大丈夫ですので、気楽にやってみてください。目の前に少し空間のある場所がおススメです。

①リラックスして、顔に集中している意識を、もっと下側、後ろ側にもぐらせます。背中辺りまで意識をもぐらせ、そこから広く目の前の空間をながめます。

②顔の前で外の世界をガードせずに、意識を後ろに引いて、オープンに受け入れるイメージです。

③30秒ほど続けます。

どうでしょうか?

普通に見た時と、この見方の時で、感覚に違いはありましたか?

続けていくと、顔や体が薄くなり、感覚が入りやすくなります。何度かやってみてください。

9 自然を感じにいく時の実践ポイント〈意識変革ステップ4〉

いよいよ最後のステップ「**実践・自然を感じる**」です。このステップでは、みなさんが森に行った時に迷わないよう、具体的な実践のポイントを説明します。

【時間をかけて歩こう】

●実践する場所

実践する場所は、自然の多い公園がおススメです。本格的な山でなくても大丈夫です。自然の多い市民公園で十分です。木がたくさん生えていて、土の地面のあるところがいいですね。

私は「生田緑地」という公園によく行きます。よかったら参考に「川崎市生田緑地」で検索してみてください。

なるべく一人で行くのがいいですね。言葉を使って人と話すと、左脳が働くので効果が出にくいです。人と一緒に行く場合は、会話は控えめにしておきましょう。

◎時間は気にしない

時間はなるべく気にしないようにしましょう。時間を気にすると左脳が働きます。「公園に来て何分たったかな」「あと何分したら帰ろう」といった思考はなるべくしないようにしましょう。必要最低限の時間確認だけにしておきましょう。

◎スマホは見ない！

これはとても重要なポイントです。スマホは極力見ないようにします。スマホなどの電子機器は、強烈に左脳を刺激します。ちょっと見るだけのつもりでも、つい没頭してしまい、右脳モードをぶち壊してしまいます。時間を確認する際も、なるべくスマホを見ずに、タイマーをかけるか腕時計を持っていきましょう。

◯急がずゆっくり歩く

歩く速度は、かなりゆっくりです。急いで歩くと効果が出にくいです。公園を端から端まで回ろうとか、あの場所とあの場所は絶対に見ようとか、そういった目的意識はなるべく持たないほうがいいでしょう。

目的地を目指して歩く感じだと、目的地に到着した未来に意識が向いてしまいます。すると、今ココの感覚に意識が向かなくなります。あまり目的地を意識せず、のんびりと歩きましょう。

私がやる際は、だいたい100メートルを30分以上かけて歩きます。かなりゆっくりです。しょっちゅう立ち止まり、植物や景色などを、じっくりとながめます。たまに椅子に座って10分くらいのんびりします。そんなペースです。

◯頭ではなく感覚で自然を感じる

自然を頭で理解するのではなく、感覚で感じましょう。例えば、木を見た時は、木の名前を意識しなくていいです。名前を意識すると左脳が働きます。ただ何も考えずに見るだけです。

色や質感に注目するといいですね。木の表面のザラザラ感、葉っぱのツヤツヤ感、緑の濃さなどに注目します。よく見ると、木の一本一本、葉っぱ一枚一枚で色や質感が違います。同じ葉っぱでも、光の当たり方が変われば、また見え方が変わります。

コンクリートと土では、歩いた時の足の感触や、体の感覚も違います。そういった違いも感じてみましょう。

川や池など、水の近くは感覚優位になりやすいです。水の流れる音や、水面の波、光の反射などをながめ、その空気感を感じ取りましょう。

空をながめたり、鳥の声を聞いたり、風の感触を感じたり、とにかく自然を感覚で感じましょう。

外の世界を五感で受け取ることで、自分の内側の感覚が変化するのを感じます。

なるべく考えごとはしないようにします。

ただ、思考が勝手にわいてくるのを、意志の力で止めることはできませんので、出てきたら出てきたでオッケーです。無理やり抑え込もうとがんばらなくていいです。

「思考が忙しくなってきたな」と思ったら、深呼吸をしたり、足の裏が地面にふれる感触に意識を向けたりして、感覚に意識を戻します。視界に見える目立つもの、例えば大きな木などに意識を向け、感覚に戻ってくるのもいいでしょう。

◯どのくらいの時間やればいい？

時間ですが、できれば2時間〜3時間くらい取れるといいですね。しかし、時間がなければ1時間でも効果はあります。

私が講座で教える時は、お昼ご飯を挟んで、トータル6時間くらいはやります。するとかなり意識が切り替わります。

「世界の見え方が変わった」
「世界とひとつになる感覚がわかった」
「幸福感があふれてきた」

などの感想を、多くの方がおっしゃいます。

感覚には個人差があるので、なかなかわからない方もいるかもしれません。しかし、やり方さえ知っておけば、後は時間の問題です。時間を増やしていけば、そのうちわかります。

感覚がガチガチに閉じていた思考タイプの私でもわかったんです。きっと大丈夫ですよ。

◯退屈から逃げない

しばらくやっていると、だんだん退屈になってくるかもしれません。しかし、そこが正念場です。そこでスマホを見たり、早めに切り上げて帰ってしまわずに、滞在し続けましょう。退屈しているのは左脳です。左脳に刺激があまり入ってこないので、左脳が飽きているのです。

右脳優位になるためには、左脳に刺激を入れないことが大切です。左脳が退屈しているということは、正しくできているということです。退屈は悪いことではありません。退屈を嫌がらないでください。「退屈感があるな～」と自覚し、退屈感を味わいながら、滞在し続けましょう。

実践中に注意したいこと

ここでは、安全に実践を進めるための注意点を3つお話しします。

●思考や感情を否定しない

思考を静めたいからといって、出てきた思考や感情を攻撃したり、無理やり抑え込もうとしたりしないようにしましょう。かえって苦しくなってしまいます。出てきたものは、軽やかに放っておきましょう。

また、不安感や不快感などを感じた場合も、過剰に反応せず、軽やかに放っておきましょう。

◯力んで集中しすぎない

狭い範囲に意識をグーッと集中させすぎず、軽やかに広く感じておきましょう。体内だけでなく、体外にもバランスよく意識を向けましょう。がんばって集中しすぎると、苦しくなることもあります。力まずリラックスしてやりましょう。

◯無理はしない

メンタルの調子が悪い方や、感覚過敏（HSP）傾向の方は、疲労感や不快感を感じることもあるかもしれません。無理のない範囲で体調と相談しながらやりましょう。疲れたり調子が悪くなったりした場合は、いつでも中断し休みましょう。

このワークは医療行為ではありませんので、精神疾患があり病院で治療を受けている方は、これまで通り治療を続けてください。
症状が重い場合は、ワークの影響を受けやすいので、ある程度回復してからやってください。やる場合は体調と相談しながら、無理せずやりましょう。

ここでお話しした3つの注意点は、このワークに限らず、瞑想やセラピーなどで一般的にいわれることです。心配しすぎる必要はありませんが、知っておいたほうがいいでしょう。

すでに思考から解放されている人たち

自然の中で、4つのステップに沿って感覚を感じていくと、脳が右脳モードに切り替わります。思考から解放され、目が覚めたような意識の変化が起こります。

もしかすると、瞑想やヨガなどのトレーニングを積んだ人は、この感覚を知っているかもしれません。

または、芸術家や職人など感覚の優れている人、登山家やスキューバダイバーなど自然に多くふれる人も、知っているかもしれません。その人たちは、4つのステップに近いことを、自然とやっているのだと思います。

瞑想やヨガは、感覚に意識を向け、思考を静めるトレーニングですので、うまくいけば同じような意識状態になるでしょう。

他にも、芸術家が制作に深く没頭している時、自分がどんな姿で作業しているか、まったく頭から消えることがあるでしょう。それは、ステップ3のように、身体イメージが頭から消えている状態です。そして、作品を全身で深く感じ、感覚優位な右脳モードになっているでしょう。

登山家やスキューバダイバーも同じです。長い間自然の中にいると、感覚優位になり思考が静まります。周りに人がいないので、他者から見た自分の姿が気にならなくなり、身体イメージが頭の中から消えます。

一方、都会で普通に生活していると、他人の目が気になってしまい、自分の身体イメージが頭の中から消えません。聞こえてくる会話や目に映る派手な広告、電子機器などの人工物で思考が刺激され、感覚優位になりにくいです。

そのため、都会で普通に暮らしているだけでは、偶然意識の変化が起こることはあまりないでしょう。積極的に自然や芸術にふれたり、瞑想やヨガをしたりして、感覚を鍛えていく必要があるのです。

Part
3

右脳モードを日常に活かす方法

10 つらい思考・感情が消える方法

このパートでは、日常の中で右脳的な意識を使って楽になるコツをご紹介します。前のパートでご紹介した「意識変革4つのステップ」と合わせて、ぜひ日常に取り入れてみてください。

右脳モードだとなぜ生きるのがラクになるのか？

意識が右脳モードに変化すると、生きやすくなります。ネガティブな思考や感情に苦しむことも、減っていきます。

なぜそうなるのか、どんなメカニズムでそれが起こるのかを、ここで解説していきます。

意識の変化前と変化後

意識が固く閉じている

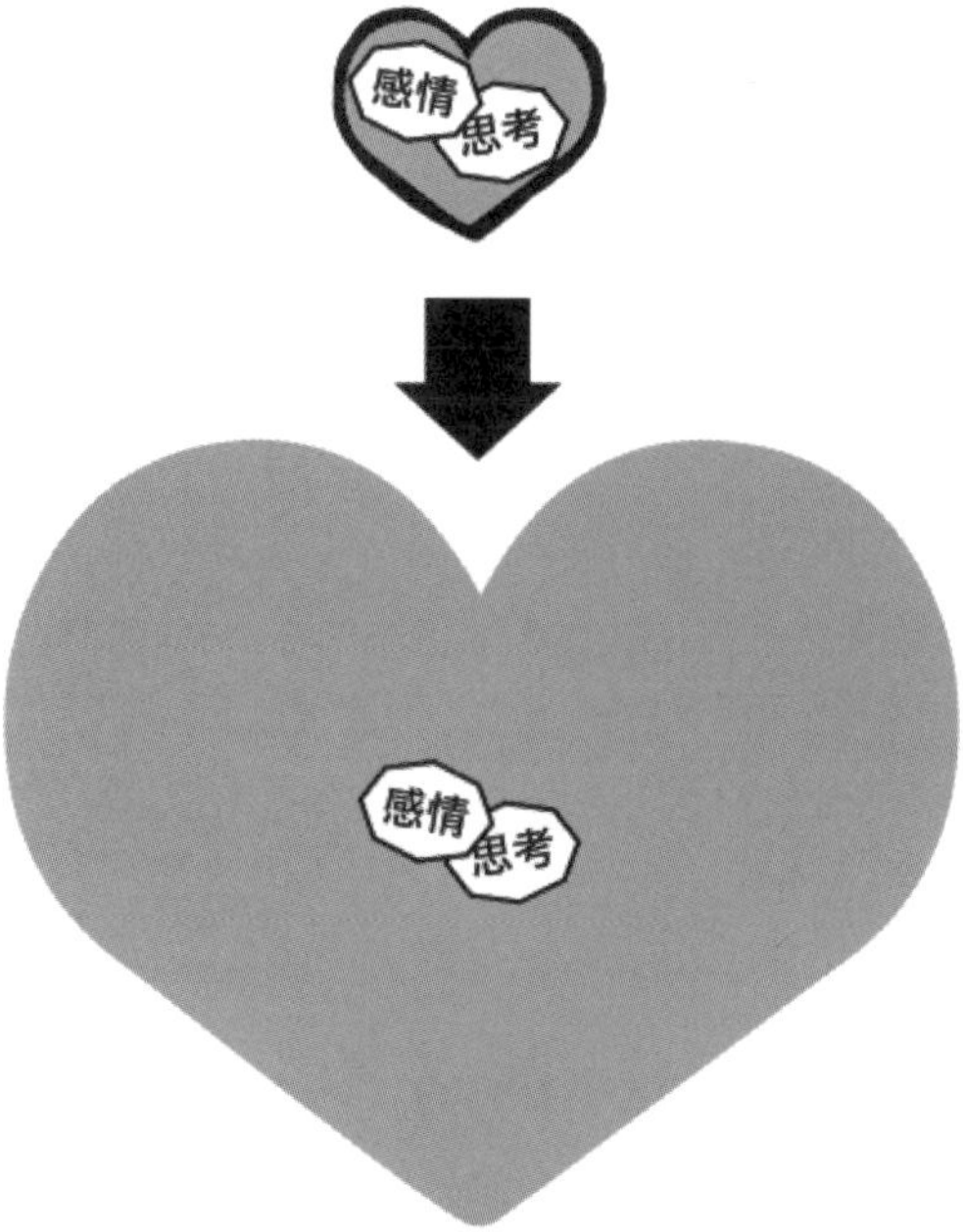

意識が広くゆるく開いている

意識の変化前と変化後では、意識状態がかなり違います。その状態を、絵で表現するとこんな感じです（前ページの図）。変化前は、意識が狭く固く閉じていて、境界が強いです。変化後は、意識が広くゆるく開いていて、境界が薄いです。

例えば、不安などのネガティブな感情があったとして、図の上側の「狭く固い意識」だと、ネガティブな感情で意識がいっぱいになってしまいます。不安をがっちりとつかんでしまい、不安が消えません。

ところが、図の下側の「広く開いた意識」だと、ネガティブな感情があったとしても、それほど気にならなくなります。意識に余裕があるのです。意識が広く、スペースがあるので、ネガティブな感情だけでいっぱいになりません。ネガティブがなくなるというより、あっても平気になります。

悩みが解決するのではなく、気にならなくなる

広い意識でいると、ネガティブなエネルギーは広いスペースに発散されて、徐々に溶けて消えていきます。怒りや不安が起こらないというよりは、起きても消えるのが早いんです。

がんばってネガティブを消したり、ポジティブに変えたりするわけではありません。そうやってコントロールしようとすると、ネガティブなことに意識がフォーカスし、狭く固い意識に戻ってしまいます。そうなるとネガティブをがっちりとつかんでしまい、二次的な反応を繰り返し、かえってネガティブが持続してしまいます。

ネガティブなこと自体を変えようとするのではなく、**ネガティブを内に含んだままで、意識の状態を広くゆるく変えていく**のです。そうすれば、ネガティブに直接アプローチしなくても、結果的にネガティブが解消されていきます。

思考や感情の中身が大事なのではなく、それを取りまく意識の状態が大事なんです。中身がなんであっても、そのエネルギーが発散されてしまえば、楽になります。思考の中身にこだわって、ああでもない、こうでもないといじりまわしていると、エネルギーが発散されず、かえって強まりやすいです。

みなさんも、悩み自体が解決していなくても、いつのまにか気にならなくなることってありますよね？

それは、悩みのネガティブなエネルギーが、意識のスペースに発散され、解消されたということです。ネガティブを消そうとがんばるより、エネルギーが発散できる意識のスペースを作ってやりましょう。

ワークで体験

感情をスペースに発散させる

実際に、感情をスペースに発散させる練習をしてみましょう。メンタルの調子が悪い時は、ダメージを受ける可能性があるので、くれぐれも無理はしないでください。

①ネガティブな感情の起こることを、考えたり思い出したりしてみます。軽めのものでいいです。あまり重いものはやめましょう。

②その感情をただ感じます。分析したり、原因を探ったり、理由づけをしたりはしません。その感情が体のどこで感じられているのか、どんな質感、どんな大きさなのか。例えば、胸の辺りに重い感覚があるなど、そういったことを感覚的に感じます。

③その感情を消したり抑え込んだりせず、そのままにして、意識を広くします。部屋の中にいるなら、部屋全体を広くながめて、部屋全体に意識を広げるようなイメージです。屋外にいるなら、空を広くながめたり、遠くをながめたりして、意識を広くしていきます。

④広い意識のままで、自分の感情がどうなっていくかを、やさしく観察します。

どうでしょうか？

広い意識になると、ネガティブな感情は発散され、薄まっていくと思います。強い感情だと薄まるのに時間がかかりますが、焦らずゆっくり発散させていきましょう。いずれ薄まっていくはずです。

11 焦り・落ち着きのなさを解消する方法

私たち現代人は、いつも何かに追われ、焦っているのが当たり前になっています。未来の目的や予定にばかり意識が向き、今ココを感じていません。

実はこの状態は、心身に強いストレスがかかる状態です。ますます左脳過剰が加速し、苦しくなってしまいます。

「することのない時間は〝悪〟なのか？」

私たち現代人は、急に予定がなくなってヒマになったり、人を待っている時のような、することのない時間、目的のない時間が生まれると、ホッと落ち着くどころか、退屈になり、居心地が悪くなり、あわてて何かで時間を埋めようとしてしまいます。まるで目的のない時間、ヒマな時間は悪だ、とでも言わんばかりです。

実はこれは、左脳の性質です。左脳は目的のない時間、退屈な時間が大嫌いです。

一方、右脳は目的のない時間があっても平気です。その時間を、ゆったりと楽しむことができます。右脳はいつも今ココにいて、せき立てられることがありません。


もし、目的のない時間があったら、目的のないままに、ゆったりと今ココを感じながらすごしてみましょう。

電車を待っている時でも、人を待っている時でも、予定が急にキャンセルになった時でもいいです。カフェに行ってのんびりしたり、公園をぶらぶら散歩するなど、意識的に目的のない時間を作ってもいいです。

目的のない時間をすごすと、右脳意識が活性化します。

「目的のない時間」の右脳的なすごし方

目の前の景色をながめたり、ゆったりと歩いてみたり、ベンチに座ってただボーッとしたりしてみます。ついついスマホを見て時間をつぶしたくなりますが、それはやめておきます。5分でも10分でもいいので、目的のない時間を、目的のないまま味わってみましょう。ただ何もせずにいる。ただ在る。そういう時間を少しでも取ってみましょう。それは左脳を休ませ、右脳を活性化させる時間になります。

最初は退屈感や焦りが強く出てくるかもしれません。それに耐えられず、スマホを見たり、何か予定を入れたりして、退屈から逃げようとするかもしれません。しかし、そこで少し我慢して、その退屈感や焦りを、ただありのまま認め、感じてみましょう。「ああ、左脳さんが退屈しているんだね、焦っているんだね」と。

目的のない時間をすごしていると、今まで、自分で自分にプレッシャーをかけ、追い立て、焦らせていたことに気がつきます。常に目的を意識し、目的に追われていたことが、自分を苦しめていたとわかるようになります。そして、焦りや落ち着きのなさは、自然と解消されていきます。

12 他人に振り回されない方法

他人にすぐ影響されて、振り回されてしまう。自分軸がない、と悩んでいる方は多いかもしれません。実は、この悩みも左脳過剰が大きな原因です。

「「思考」を取るか、「感覚」を取るか？」

他人に振り回されてしまう、他人の言うことに影響を受けすぎてしまうというのは、自分の感覚を信じられていない、ということです。自分の感覚を信じられず、他人の意見を信じてしまうということです。

例えば、友人とラーメン屋に行ったとします。そのラーメンを食べ、自分はとても美味しいと感じたのですが、友人は「このラーメンはまずい」と言ったとします。

この時、自分軸がない人は、友人の言ったことに影響を受け、本当は美味しいと思ったのに、まずい気がしてしまい、自分が美味しいと感じたのは、何かの間違いではないか、と考えてしまいます。


しかし、友人がまずいと言ったとしても、自分が美味しいと感じた、その感覚は事実です。その感覚は本物で、間違っているなんてことはありません。

一方で、友人がまずいと言ったのは、言葉として聞いただけの、単なる情報にすぎません。友人が感じているまずさを、自分が味覚として感じたわけではないのです。

つまり、自分の美味しいという味覚体験と、友人のまずいと言っている情報は、まったく別物なのです。

それにもかかわらず、自分のリアルな味覚体験と、友人の言葉の情報がぶつかった時、情報のほうが勝ってしまったわけです。

友人の言葉の情報とは、要するに「思考」です。友人のまずいという味覚体験を、自分は感覚として体験することができませんので、その情報は、自分には「思考」として取り込まれるのです。

「友達がまずいと言っているんだ」という思考です。感覚ではありません。

その思考と、自分が舌で実際に味わった美味しさの感覚、どちらを取るのかという問題です。

自分軸がしっかりしている人の核心

思考が強く左脳過剰な状態だと、情報としての思考が勝ってしまい、自分の「美味しい」という味覚体験が負けてしまいます。

左脳が静まり、右脳が活性化していると、友人の「まずい」と言っている情報は、それほど大したものではなくなります。自分の「美味しい」というリアルな味覚体験のほうが、大きな位置を占めるようになるからです。

右脳的な意識では、そのラーメンが美味しければ「美味しい」としっかり感じ、「友人がまずいと言っているけど、自分は美味しいよ」となります。

自分軸がしっかりしている人というのは、別に自分の考えにこだわり、それを曲げない人、というわけではありません。自分がリアルに五感で体験したことを、しっかりと感じ、それを大切にできる人です。

自分の思考に固執して、頑固者になる必要はありません。その時その時、自分が感覚で体験していることをしっかりと感じ、それを大切にすること。人の意見は、自分にとってはただの思考であって、リアルな感覚体験とは違う。そこを理解しておいてください。そうすれば、自分軸をしっかりと持てるようになります。

13 やめたい習慣をやめる方法

「やめたい習慣をやめられない」という悩みは、多くの方が持っていると思います。

▼ダイエットしたいのに甘いものを頻繁に食べてしまう
▼スマホのゲームをやりすぎてしまう
▼ＳＮＳを必要以上に何度もチェックしてしまう
▼パチンコなどのギャンブルをやめられない

「退屈さを避けたくて、ついついやってしまう時」

このような習慣をやめる方法を、右脳的な視点からお話しします。

まず、やめたいことをやってしまうのは、どんな時なのでしょうか。代表的なケースとして、2つあると思います。

1つ目は、「退屈さ、空白を避けるため」です。

現代人は退屈な時間をとても嫌がります。やることのない手持ち無沙汰な時間、目的のない空白の時間を避けたいのです。その時間を何かで埋めようとします。

ところが、空白を埋めたいからといって、勉強や仕事をしたり、筋トレをしたり、そういう負荷の高いことをして埋めるのは大変です。だから、負荷の軽いことで埋めようとします。それで、甘いものを食べたり、ゲームをやったり、SNSを見たり、ということになるのです。

家にお菓子が置いてあれば、甘いものはすぐに食べられますし、ゲームやSNSだってスマホがあればすぐできます。退屈な空白の時間を埋めたい場合、簡単にそれを埋める手段があるから、やってしまうわけです。

そんな時、退屈な空白の時間を嫌がらずに、あわてて埋めないようにしてみましょう。

退屈な時間、やることのない時間があってもあわてず、今ココに意識を置き、今ココを味わいます。目の前を見て、聞こえてくる音を聞いて、体の感覚を感じます。右脳的な時間の使い方をするのです。

あわてて甘いものを食べたり、SNSを見たりして、時間を埋めようとしない。退屈を嫌がらず、その時間をじっくり味わいます。

それができれば、やめたい習慣をコントロールできるようになります。退屈な時間を退屈なままにしておくことができれば、不要な欲求に振り回されることは減るでしょう。

心が満たされたくてやってしまう時

やめたいことをやってしまう2つ目のケースは「逃避」です。

「甘いものを食べたい」「スマホゲームをやりたい」などの強い欲求が出て、つい流されてしまう場合。実はそれは、心の中にある「不安感や満たされなさ」を埋めようとしている場合が多いです。

「純粋に甘いものが食べたい」「純粋にゲームがやりたい」というよりも、今あるネガティブな感情から逃げたくて、その欲求が起きてくるのです。

現代人の多くがかかえている不安感や満たされなさは、過剰な思考から来ています。例えば、未来のことを過剰に考え不安になったり、キラキラした他人のSNSの投稿を見て自分と比較し、満たされなさを感じたり。

もし過剰な思考がおさまれば、未来のことを考えすぎたり、他人と自分をやたらと比較して劣等感を感じたりしなくなります。すると、ネガティブな感情は減っていきます。すると、ネガティブ感情からの逃避としての欲求も、自然と減っていきます。

強い欲求が起きた時、その欲求はどこから来ているのか、なぜ甘いものを食べたいのか、なぜゲームをやりたいのか、自分の内面に問いかけてみてください。それは本当の望みなのか、ただの逃避なのか、確かめてみてください。

やるべきことから逃げて他のことをしてしまう時

あと、「逃避」としてよくあるケースが「やるべきことからの逃避」です。

仕事の締め切りが迫っているけれど、ついパチンコをしてしまう。試験勉強をしなければならないけれど、ついゲームをやってしまう。やるべきことがあるけれど、他のことをしてしまうケースです。これはまさに逃避ですね。目の前のことから逃げたくて、つい不要な習慣をやってしまうのです。

この場合は「気合を入れてやるべきことをやる」のが理想だとは思いますが、なかなかできませんよね。そんな場合におススメなのは「純粋に休む」ことです。要は「目の前の仕事をやりたくない」わけですよね？　だったら少しそれから離れて、ただ休むのです。寝っ転がったり、散歩をしたり、ボーッとしたりします。別にやりたくないことをやらないために、不要な別のことをやる必要はないですよね。しんどいから休みたいなら、純粋に休めばいいのです。

「休んでいたら締め切りに間に合わないよ」

「それじゃあ、試験に合格できない」

と思うかもしれませんが、「逃避」をしていれば、やるべきことをやっていないという点では、休むとの同じです。でも、休めば比較的早くスッキリした気持ちで、やるべきことに向き合えるようになるものです。

問題は、やるべきことをやらないために、別のことをやってしまうことです。これも前にお話ししたように、「空白の時間」が嫌だからです。ただ純粋に休むということは、やることのない空白の時間、目的のない時間をすごす、ということです。

やるべきことをやっていない状況では、その空白の時間がよけいに嫌だと感じられ、純粋に休むことができず、その時間を不要な習慣で埋めてしまいます。そして、かえって疲れてしまい、よけいにやるべきことをやるエネルギーがなくなります。試験勉強を避けるためにゲームをやって自己嫌悪に陥り、気力が萎えてしまい、ますます試験勉強ができなくなる。そんな負のスパイラルがよく起こります。

空白の時間を嫌がらず、今ココに意識を置き、右脳的にただのんびりと休む。もし、そういう休み方ができれば、負のスパイラルを起こさずに、やる気を回復させ、再びやるべきことに取り組めるかもしれません。

欲求に操られずにすむ極意

さらに、どんなケースにも使える、本質的なコツをお話しします。甘いものを食べたい、ゲームをしたい、などの強い欲求が起きた時、そこには必ず何かしらの身体感覚がともないます。

例えば、胸がもやもやする、体がそわそわする、喉が詰まる感じがするなど、欲求にともなって何かしらの感覚が現れるのです。

みなさんも、強い欲求が起きた時、体に感覚が現れていないか、よく観察してみてください。何かしら感覚が現れているはずです。

しかし、私たちはそのような欲求にともなう感覚を、なかなか自覚できません。自覚できないと、知らないうちにその欲求に操られてしまいます。

もし欲求にともなう感覚をハッキリと自覚できれば、欲求に対処しやすくなります。例えば、甘いものが食べたくなったら、

「今、甘いものを食べたいと感じているな」

と自覚し、それが体のどこにどのような感覚として現れているかを観察するのです。その身体感覚を観察することで、欲求と距離を取ることができます。すると、欲求に操られることが減っていきます。

そのような欲求を自覚するのも右脳の役割です。右脳意識が活性化すれば、自分の欲求への自覚が増し、それに適切に対処できるようになります。どんなケースにも使えるコツなので、ぜひ試してみてください。

14 ヒラメキや直観を鍛え、活用する方法

ヒラメキや直観は、右脳の得意分野です。左脳過剰を静め、右脳意識を活性化させれば、ヒラメキや直観は起きやすくなります。

頭を空っぽにして歩いていたらひらめいた！

ヒラメキや直観というものは、頭の中が思考でいっぱいだと、なかなか起きません。みなさんもこんな経験がありませんか？

仕事で新しいアイデアを出さなければならない時、会社の机の前で頭を使ってアレコレ考えている時は、なかなかよいアイデアが浮かばなかった。ところが、あき

らめて会社を出て、ボーッと歩きながら帰っている途中に、よいアイデアがひらめいた。

これは、

机の前で考えている時は、頭の中が意識的な思考でいっぱいで、ヒラメキが起こるスペースがなかった。しかし、意識的に考えるのをやめて、頭を空っぽにして歩いていたら、頭の中にスペースができて、そこにヒラメキが起きた。

ということです。

ヒラメキが起こるには、意識にスペースが必要なのです。ヒラメキや直観は、潜在意識から顕在意識に上ってきます。顕在意識が思考で埋まっていると、潜在意識からヒラメキが上がろうとしても、スペースがなくて上がってこられないのです。

ヒラメキを起こしたければ、意識的な思考を一度やめてみます。がんばってアイデアを出そうとするのを一度やめて、散歩をしたり、ボーッとしたり、ご飯を食べたりします。すると、意識にスペースが生まれます。

すると、潜在意識がアイデアを顕在意識に上げてくれるのです。

ある程度考えて、何もアイデアが出なかったら、いったん考えるのはやめて、なるべく頭を使わないことをしてみる。散歩したり、コーヒーを飲んだり、景色を眺めたり。そういった頭を使わないことをすると、ヒラメキが起きやすくなります。

「なんとなく」を大切にする生き方がいい

ヒラメキや直観は、ハッキリした言葉として出てくるとは限りません。感覚的なものとして現れることも多いです。

例えば「なんとなくよい気がする」「なんとなく違和感を感じる」「なんとなく気になる」などです。そういった感覚に意識を向け、感度を高めていけば、ヒラメキや直観も起きやすくなります。

逆に、感覚の感度が低いと、直観はなかなか起きません。頭で考えたこと、言葉でハッキリ表現できることだけを意識して、それ以外を無視するような生き方をしていると、直観はなかなかやってきません。私たち現代人が、陥りやすい生き方ですね。

イメージとしては、レストランでデザートメニューを選ぶような感じです。デザートメニューを選ぶ時は、頭で考えるというより、感覚的に選びますよね。「○○が××で、△△だから、このケーキを選びます」ではなくて、「なんとなくこのケーキがいい」「なんとなくこのメニューに惹かれる」というように、気分や感覚で選ぶことが多いはずです。

そういうシーンでは、誰でも直観を使って決めているのです。大きなヒラメキや直観も、デザートを選ぶのと似たようなものです。その延長線上にあります。

後は、せっかくヒラメキや直観が起きたのに、思考で抑え込んで無視してしまうこともありますね。なんとなく思いついたり、なんとなく気づいたことを、取るに足らないことだと判断して、無視してしまう。

これは、せっかくのヒラメキや直観を捨てていることになります。みなさんもそんな経験はありませんか？

「後から思い返してみると、よいアイデアがチラッと浮かんでいたんだけど、前例にないアイデアだったので、無視してしまった」なんてことが。

ヒラメキや直観が意識に現れたら無視せずに、よく見てあげることです。口に出して言ってみたり、メモを取ったりして形にしてあげると、それを活用できるようになります。

まとめると、

「頭で考えるのを一度やめて、感覚をよく感じること」

「感覚から出てきたものを無視せずにアウトプットすること」

それが、ヒラメキや直観を鍛え、使うコツです。

15 日常で右脳を活性化させるトレーニング

ここまで紹介してきた方法は、右脳的な意識を育てれば育てるほど、効果的に使えるようになります。ただ、なかなか時間を取って自然の中に出かけられない時もあるかもしれません。そんな時は、日常で右脳意識を活性化させるトレーニングをしてみましょう。

「森に行かなくてもいつでもできること」

別に自然の豊かな場所に行かなくても、普段の生活空間の中に「右脳意識を活性化させる対象」はたくさんあります。例えば、植物、動物、水、空、雲、光などです。

このような対象を五感で感じると、右脳意識が活性化され、右脳優位な意識になっていきます。

例えば「植物」。

街中にいても、草や木や花などの植物は、意外とたくさんあります。街路樹や植え込み、花壇、小さな公園などなど、探してみると結構あるんです。室内でも観葉植物が置いてあったり、窓から外の街路樹が見えたりします。

日常でそういった植物を見つけては、短時間でいいので、それらをよくながめ、感覚で感じてみます。植物の葉っぱや花びら、木の幹の色合い、形、表面の質感。枝の広がりや、風で植物が揺れる様子などに、注目してみましょう。

ほんの10秒程度でもOKです。短時間でもやると、少しリラックスできたり、頭がスッキリしたり、いつもより視界が鮮明になったりする感じがあるかもしれません。それは、右脳意識が活性化しているのです。植物には右脳意識を活性化させる力があります。

他にも、街中を流れている水路や噴水、池などに注目してみましょう。水の音、流れ、水面に広がる波紋、光が水面で反射する様子などをながめていると、右脳意識が活性化します。

庭園に行くと、よく水路や噴水や滝があったりしますね。日本庭園でも西洋庭園でも、何かしら水の流れをながめられるようになっているところは多いです。人は、東洋でも西洋でも、水をながめるのが好きです。水の流れは美しく、ながめることでリラックスし、よい気分になれるからです。水は左脳意識を静め、右脳意識を活性化させるのです。

また、空を見て雲が流れるのをながめたり、太陽の光を感じたりするのも、右脳意識を活性化させます。

街中でも空は見えますし、室内にいても、窓から空をながめたり、窓から差し込む光をながめることができます。夕暮れ時は特にいいですね。

自然の多い場所に行けなくても、右脳を活性化させる対象はたくさんあります。少しでもいいので、そういったものを探し、感覚で感じてみましょう。

おわりに

あなたが一歩を踏み出すために

現代は、高度に進歩した文明社会です。私たちの生活は昔に比べてとても豊かになりました。しかし一方で、多くの人が心のどこかで生きづらさを感じています。外から見れば普通に生きているように見えても、内面では強い不安や憂うつ感、虚しさをかかえている人は多いです。

この生きづらさの大きな原因は「強すぎる思考」です。私たちは何事も考えすぎるのがクセになっていて、その絶え間ない思考がさまざまな苦しみを生み出しています。

思考は、あらゆることをよいか悪いか、損か得かで判断し、小さな矛盾や失敗を許しません。正しいこと、効率的なこと、論理的なことを過剰に追求し、私たちはそれにがんじがらめに縛られてしまいます。さらに、思考は他者や外の世界を自分とは違う警戒すべき者とみなし、自分をそこから切り離し、孤立させてしまいます。

私はその「強すぎる思考」によって、長年苦しんできました。そして、その思考から解放された時、苦しみから抜け出すことができたのです。同時に、同じパターンにハマり、抜け出せず苦しんでいる人たちが、世の中にはたくさんいることもわかりました。

多くの人が抜け出せない理由は、まず、苦しみの原因が思考であるとわからないことです。現代社会は思考を重視する社会です。思考するのは無条件によいことで、思考が苦しみを生む、などという発想は生まれにくいです。だから多くの人が苦しみの原因に気づくことができません。

さらに、苦しみの原因が思考だと気づいたとしても、その思考から抜け出す方法がなかなかわかりません。

実は、世の中には思考から抜け出すための方法は、たくさんあります。伝統的なヨガや瞑想や気功などの、さまざまなメソッドがそうです。これらのメソッドは、感覚にアプローチし、思考から抜け出すやり方を説いています。

しかし、このようなメソッドは、思考が強すぎる現代人には少し難しく感じられます。言葉でハッキリ説明するのが難しく、やりながら感覚的に理解するしかないからです。ところが思考が強い現代人は、それを頭で理解しようとしてしまいます。そして、頭で理解できないとやろうとしませんし、続けられません。


「なぜ効果があるの？」

「どういう原理なの？」

「これで本当に正しいの？」


そういう思考が次から次へと出てきて、感覚を邪魔し、上達を妨げてしまいます。

だから、まずはその思考を納得させ、おとなしくさせる必要があるんです。

そのために、私はこの本を書きました。思考の強い現代人が、まずは思考レベルで理解し、先に進めるようにです。

そしてこの本は、過去の私に向けても書いていています。もしタイムマシンがあれば、20年前の私にこの本を読ませたいくらいです。もしそれができたら、もっと早く私の人生も変わっていたかもしれません。しかし、長年苦しんだからこそ、書くモチベーションが生まれ、この本を完成させることができました。

今、この本を手に取ってくださったあなたが、もし生きづらさをかかえているなら、ぜひ書いてあることを試してみてください。この本が、あなたの人生の新たな一歩を踏み出す助けになれば嬉しいです。

みなさんの人生がこれからもっと自由に、軽やかに、幸せになっていくことを、心から願っています。

参考文献
『奇跡の脳――脳科学者の脳が壊れたとき』
ジル・ボルト・テイラー著　竹内薫訳（新潮文庫）

瞑想メソッドで始めるメンタル強化法
もう“左脳《さのう》”に振《ふ》り回《まわ》されない

2024年 6月30日　初版発行
2024年10月11日　4刷発行

著　者……枡田《ますだ》　智《あきら》
発行者……塚田太郎
発行所……株式会社大和出版
東京都文京区音羽1-26-11　〒112-0013
電話　営業部03-5978-8121／編集部03-5978-8131
https://daiwashuppan.com
印刷所……誠宏印刷株式会社
製本所……株式会社積信堂
装幀者……萩原弦一郎（256）

ISBN978-4-8047-6434-4